지은이 박서연

저자 박서연은 어릴 적 무용을 시작하여 열심히 다리 운동을 했다가 하체 근육이 커져서 자신의 콤플렉스가 되었다. 대학생 때는 쇼핑몰 모델 일을 하면서 몸의 비율과 다리를 예쁘게 만들고자 무작정 운동을 했다가 실패하기도 한다. 그러던 중 필라테스를 통해 근육을 가늘고 길게 쓰는 법을 배우면서 스트레칭을 생활화하고 나서부터는 점점 몸이 원하는 모습으로 변해가는 것을 느낀다. 이후에는 필라테스를 전문적으로 공부하여 자신만의 노하우를 만들고 연 필라테스를 열어 강사 일을 하며 운동복 모델로도 활동하고 있다. 또한 인스타그램을 통해 잠들기 전 하루 동안 뭉친 근육을 풀어주는 스트레칭과 마사지를 같이 하는 라이브 방송을 진행하여 자신만의 비법과 팁을 공유하고 있다.

저자는 "무작정 굶어서 살을 빼거나 근육 운동만 한다고 해서 몸이 예뻐지는 것이 아니다. 슬림하면서 잔 근육을 갖춰 여성미가 있는 몸을 만들려면 스트레칭부터 해야 한다."고 강조한다. 몸만들기가 어려워 지친 사람들에게 긍정과 희망의 에너지를 심어주고 싶다는 그녀와 함께 하루 건강한 스트레칭 습관으로 아름다운 몸매를 만들어보자.

인스타그램 @yeonpilates

촬영 이미지 레이블
의상 협찬 젝시믹스

박서연의 1day 스트레칭

1판 1쇄 | 2018년 5월 28일
지 은 이 | 박 서 연
발 행 인 | 김 인 태
발 행 처 | 삼호미디어
등   록 | 1993년 10월 12일 제21-494호
주   소 | 서울특별시 서초구 강남대로 545-21 거림빌딩 4층
           www.samhomedia.com
전   화 | (02)544-9456(영업부) (02)544-9457(편집기획부)
팩   스 | (02)512-3593

ISBN 978-89-7849-580-6 (13510)

Copyright 2018 by SAMHO MEDIA PUBLISHING CO.

이 도서의 국립중앙도서관 출판예정도서목록(CIP)은
서지정보유통지원시스템 홈페이지(http://seoji.nl.go.kr)와
국가자료공동목록시스템(http://www.nl.go.kr/kolisnet)에서 이용하실 수 있습니다.
(CIP제어번호: CIP2018013089)

출판사의 허락 없이 무단 복제와 무단 전재를 금합니다.
잘못된 책은 구입처에서 교환해 드립니다.

매일매일 더 날씬하고 더 유연하게

박서연의
1day
스트레칭

박서연 지음

one day stretching
1

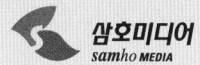
삼호미디어
samho MEDIA

PROLOGUE

스트레칭으로 하루를 시작하세요

저는 어려서부터 무용을 했는데 처음 발레를 배우던 시절에는 몸이 너무 마르고 다리에 힘이 없어서 항상 지적을 받았습니다. 그때는 저도 잘하고 싶다는 욕심이 많았기에 매일같이 다리 운동을 해서 힘을 키웠지만 몸에 비해 다리 근육이 커져 있었어요. 또한 다리가 잘 붓는 편이어서 아무리 유산소 운동이나 근력 운동을 해도 쉽게 빠지지 않았습니다. 그렇게 몸에 대한 콤플렉스를 극복하고 몸매를 예쁘게 만들기 위해 여러 시행착오를 겪으면서 제가 알게 된 것은 반드시 스트레칭을 생활화해야 한다였습니다. 특히 다리가 잘 붓거나 근육형이라면 정말 좋은 효과를 볼 수 있어요. 또한 탄력 있는 몸매와 유연성, 체형교정은 덤으로 따라오기 때문에 근육이 뻣뻣하거나 뭉치는 일이 자주 일어나는 현대인에게 딱 맞는 운동입니다.

하루에 조금이라도 스트레칭을 하자고 결심한 후부터는 종아리 알도 많이 작아지고 붓기도 가라앉았습니다. 또 이전보다 몸의 균형이 잘 잡혀서 똑같은 옷을 입어도 더 자신감 있고 예쁘게 변해있는 제 모습을 보게 되었어요. 아무리 살을 많이 빼고 근육량을 늘렸다고 해도 몸이 틀어져 있으면 자세가 올바르지 않기 때문에 예뻐 보이지 않습니다. 체지방 감소, 근육량 증가도 중요하지만 스트레칭으로 몸의 균형부터 바로잡아 멋진 몸매를 만들어보세요.

[박서연의 1day 스트레칭]은 그동안 제가 여러 시행착오를 겪으면서 습득한 스트레칭 노하우를 모두 담았습니다. 동작을 아침, 점심, 저녁으로 나누어서 하루 프로그램을 만들었고 바쁜 직장인을 위해 짧은 시간 안에 할 수 있는 프로그램도 따로 만들었습니다. 아침은 우리가 잠을 자는 동안에 뭉쳤던 근육을 풀어주고 림프의 흐름을 좋게 하는 동작으로 이루어져 있습니다. 점심은 직장인도 할 수 있는 의자를 이용한 스트레칭으로 구성했고, 저녁은 피로 해소와 두통, 변비, 불면증, 소화불량에 도움을 주는 동작으로 구성하였습니다.

건강하고 예쁜 몸을 만들고 싶다면 스트레칭 하나만으로도 충분히 좋은 효과를 볼 수 있습니다. 가장 중요한 것은 운동의 생활화이기에 하루 스트레칭 습관으로 건강하고 아름다운 몸을 만드시길 바랍니다.

2018년 5월
박서연

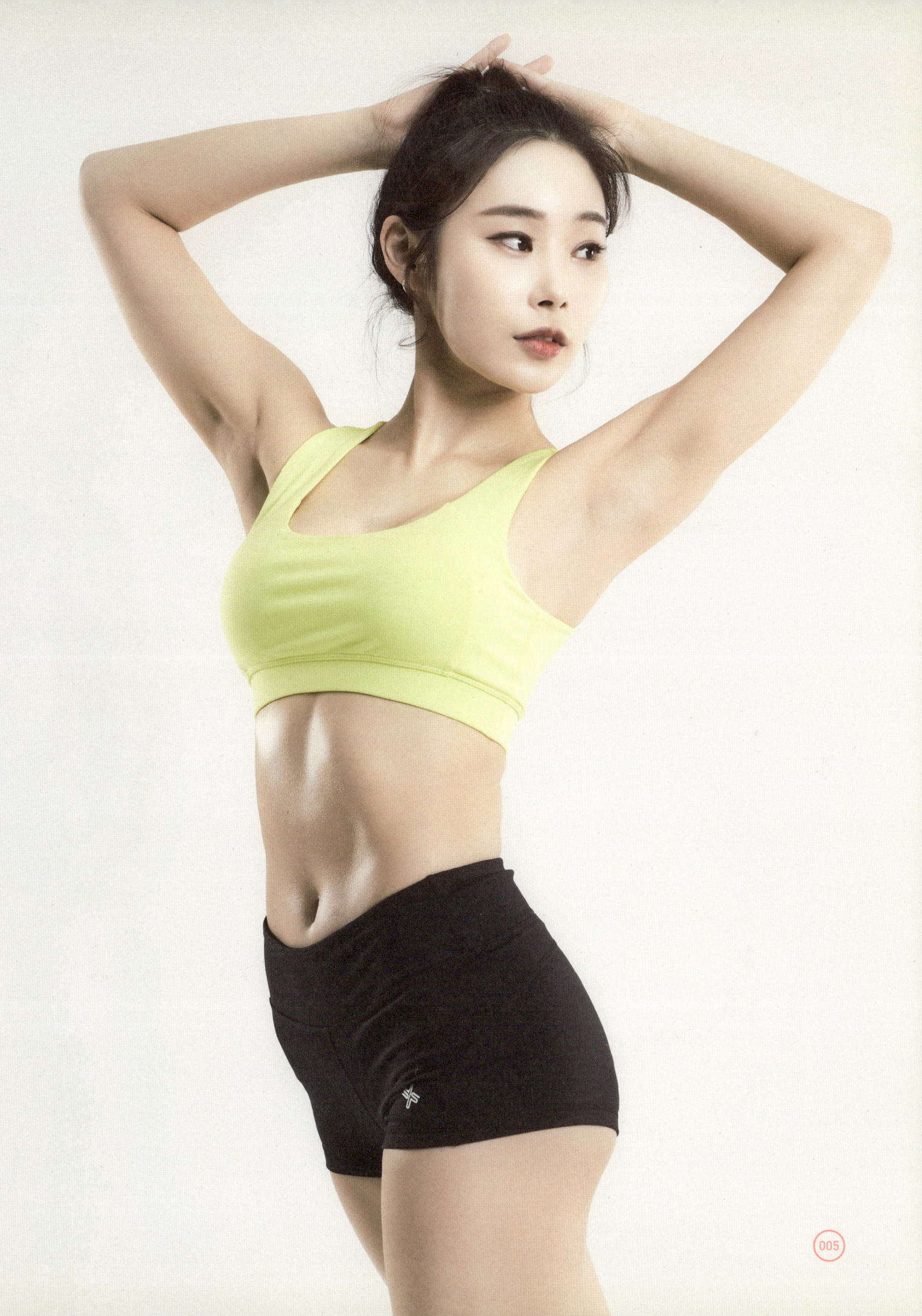

HOW TO USE

이 책의 활용 방법

01 한 장씩 순서대로 넘기면서 동작을 따라 하는 방식으로 프로그램을 구성했습니다.

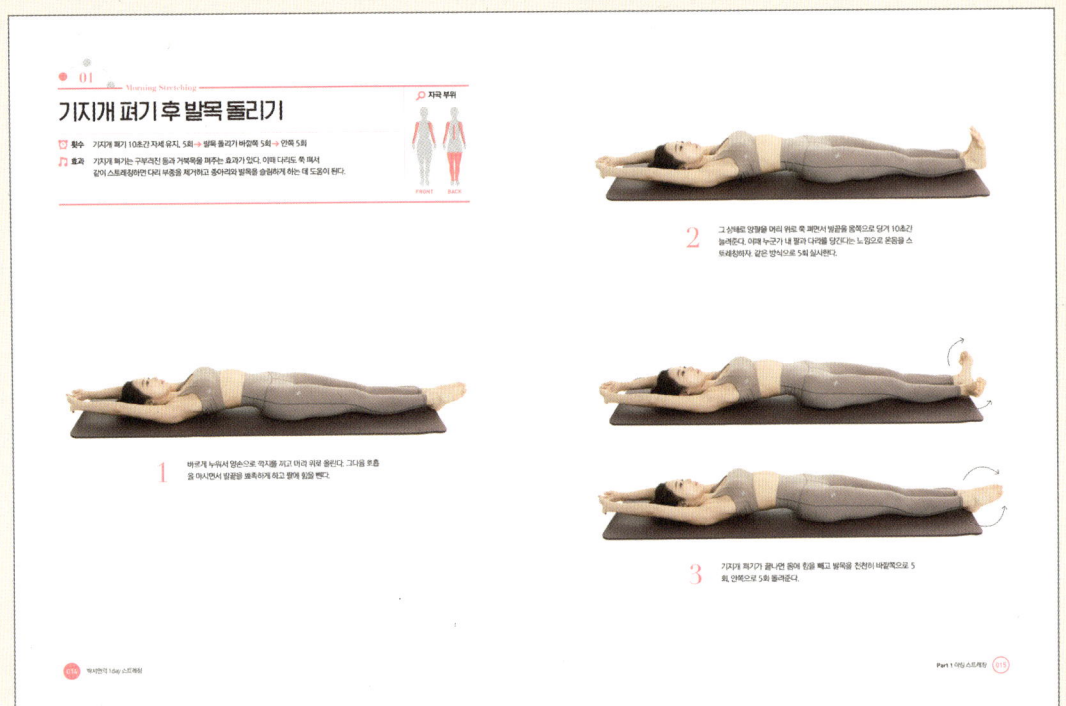

02 주의사항과 응용 동작을 따로 설명했습니다.

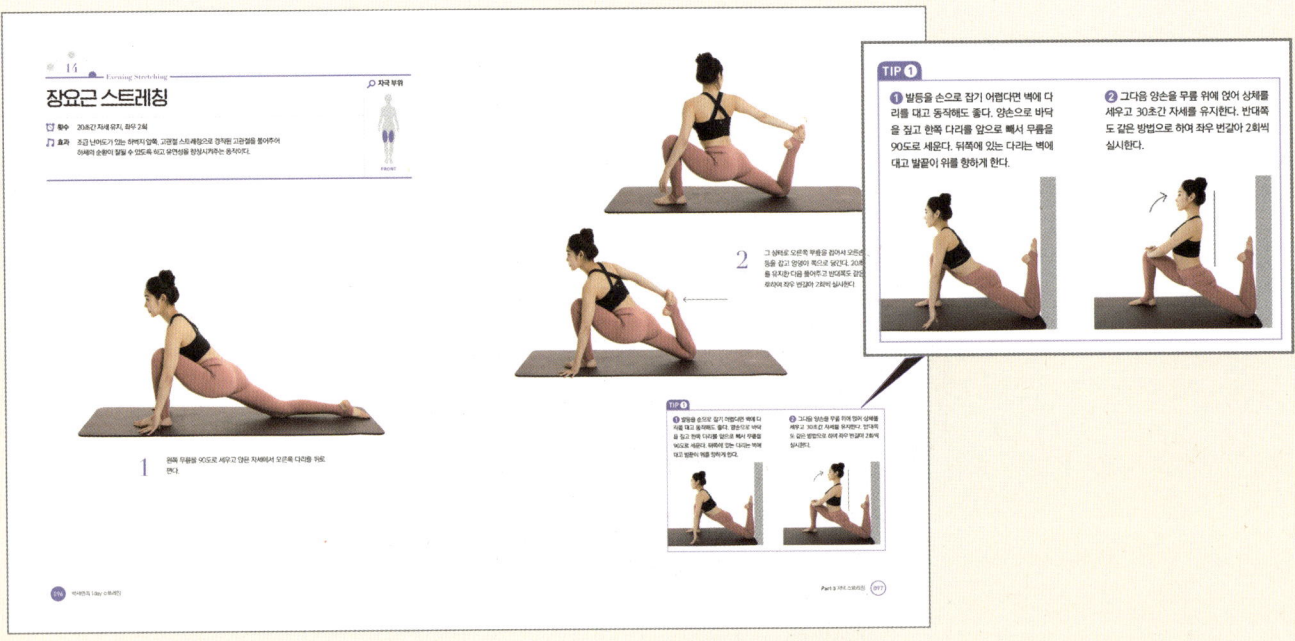

03
바쁜 직장인을 위해 아침 5분, 10분 / 점심 5분 / 저녁 10분, 20분 프로그램을 따로 구성했습니다.

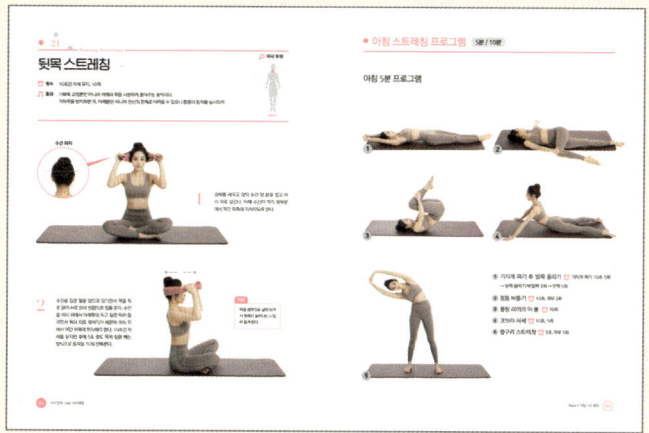
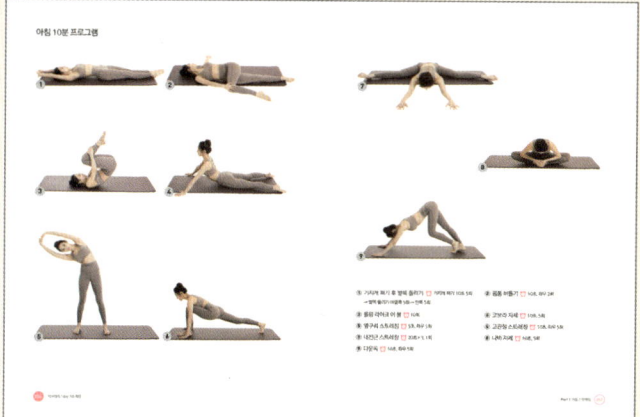
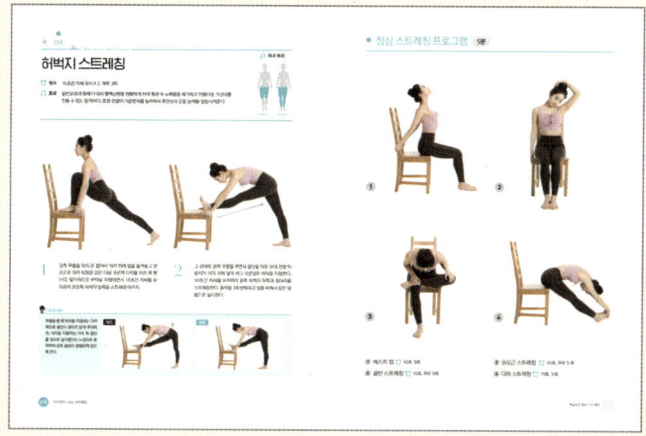
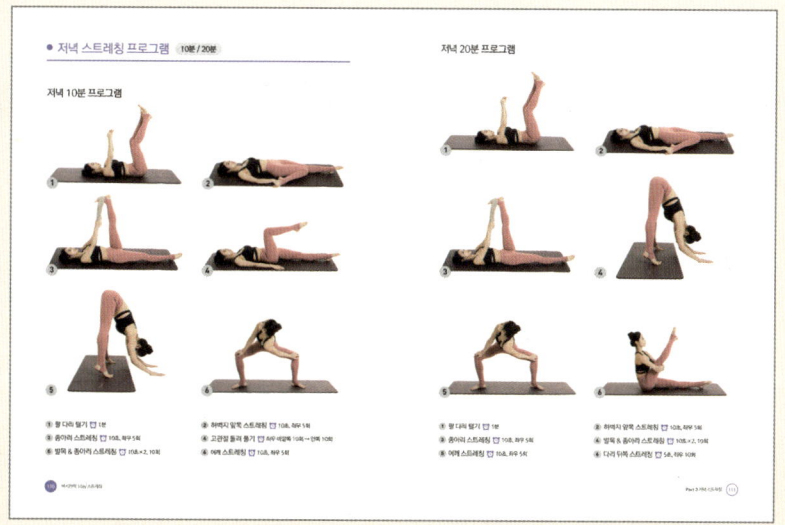
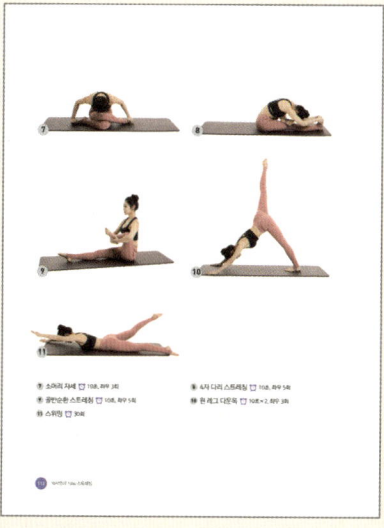

★ 도서에 수록된 브로마이드는 도서에 있는 프로그램별 동작들을 한눈에 볼 수 있게 만들었습니다.

SPECIAL TIP

박서연이 알려주는 운동 팁

01
아름다운 몸은 올바른 자세에서 시작된다

현대인은 대부분 활동량이 적어 근육과 관절이 약화되어 있고 이로 인해 저마다 편안한 자세를 취하게 되어 몸이 불균형해진다. 이러한 자세를 오래 지속하면 목이나 어깨, 골반, 다리 등의 주변 근육과 인대가 잘못된 방향으로 발달하여 몸의 균형이 무너지고 이는 거북목, 앞으로 말린 어깨, 굽은 등, 척추측만증, 하체 비만 등을 유발하게 된다. 예를 들어 다리를 꼬거나 짝다리로 서는 습관을 오래 지속하면 골반이 틀어져서 하체의 혈액순환을 방해하고 독소와 지방이 쉽게 쌓여 하체 비만을 유발한다는 것이다.

다이어트를 해서 몸이 날씬해지더라도 등이 구부러져 있거나 어깨가 앞으로 말려있다면 옷을 입어도 멋이 없고 자신감도 없어 보인다. 또 이러한 신체 불균형은 통증을 유발하고 심하면 디스크로도 이어질 수 있기 때문에 스트레칭을 꾸준히 하고 자세를 올바르게 하여 바로 잡는 것이 중요하다. 멋지고 아름다운 몸을 만들기 위해 오늘부터 조금씩만이라도 스트레칭을 하고 올바른 자세 습관을 갖도록 하자.

02
예쁜 다리를 만들고 싶다면 스트레칭을 시작하자

하체가 근육형이거나 비만 또는 부종이 많은 사람은 대부분 다리가 단단하기 때문에 다리를 부드럽게 풀어주는 것이 좋다. 다리를 풀어주기 위해서는 다리 스트레칭으로 근육을 이완시켜주고 혈액순환을 원활하게 하여 노폐물을 제거해야 한다. 하체 비만인 사람은 대부분 골반이 틀어져 있는데, 골반이 불균형하면 골반 주변 근육과 인대 등 근막 조직이 엉덩이의 균형과 탄력을 떨어트릴 뿐만 아니라 하체에 군살이 쉽게 붙게 만들어 펑퍼짐한 뒤태가 된다. 이를 그대로 방치하고 살만 빼면 빠지지 않아도 될 부위는 계속 빠지고 빼야 할 부위는 엄청나게 느린 속도로 빠지게 된다. 또 허리, 고관절, 엉덩이, 무릎 통증 등을 유발할 수 있기 때문에 스트레칭으로 골반과 몸의 균형을 바로 잡으면서 부종을 완화시켜야 한다.

스트레칭만으로도 예쁘고 건강한 몸을 만들 수 있지만 다이어트 효과를 더 빠르게 내고 싶다면 어느 정도 근육이 풀어졌을 때 근력 운동과 유산소 운동을 병행하는 것도 좋다. 러닝은 종아리 근육을 많이 쓰기 때문에 하체 비만인 사람에게는 사이클을 낮은 강도로 빠르게 돌리는 것을 추천한다. 근력 운동은 중량을 들어 올리는 것보다 맨몸 운동으로 몸의 탄력과 볼륨을 키워주자. 근력 운동과 스트레칭을 병행할 때는 스트레칭에 더 많은 시간을 할애하는 것을 추천한다. 스트레칭은 몸의 부기를 제거해줄 뿐만 아니라 몸매를 잡아주는 중심 역할을 하기 때문에 다른 운동을 하더라도 꼭 습관처럼 실시하도록 하자.

03

**스트레칭으로
통증을 잡아보자**

현대인이 하루 평균 앉아 있는 자세로 보내는 시간이 7시간 이상이라고 하는데 이때 똑바로 선 자세가 척추에 100kg 정도의 무게를 준다고 가정하면 앉아서는 140kg 정도의 무게가 실린다고 한다. 만약 여기서 상체를 숙여서 스마트폰이나 컴퓨터, 책을 보면 그만큼 더 많은 하중을 받게 되고 이는 목이나 허리 디스크, 팔, 다리 저림 등으로 연결될 수 있다. 하지만 스트레칭으로 근력을 회복하고 뭉친 근육을 풀어주면 이러한 통증을 예방할 수 있다. 또 근육의 가동범위를 늘려주어 생활 속에서 부상을 방지하고 운동도 효율적으로 할 수가 있다.

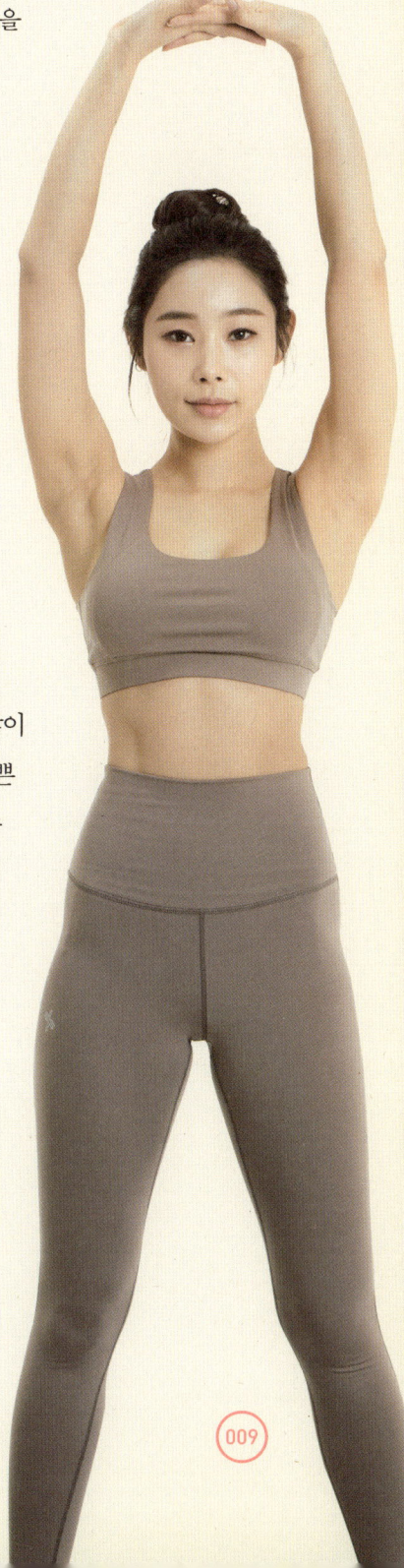

04

**세 가지 방향으로
자신의 몸을
찍어두자**

대부분 몸무게가 몸매를 좌우한다고 생각하는데 꼭 그렇지만은 않다. 물론 전혀 상관이 없는 것은 아니지만 되도록 몸무게보다 자신의 눈으로 몸을 확인하는 습관을 갖는 것이 좋다. 만약 운동과 식단 관리를 꾸준히 해서 자신이 느끼기엔 몸매에 변화가 있지만 몸무게에 변화가 없다면 힘이 빠지고 의욕도 사라질 것이다. 하지만 몸에서 체지방이 빠지고 근육량이 올라가서 체중에 변화가 없는 것일 수도 있기 때문에 너무 좌절할 필요는 없다.

최근에는 휴대폰으로 내 몸을 찍어서 확인하는 '바디체크'를 많이 한다. 그렇게 변화하는 모습을 보면 뿌듯해져서 다음엔 더 예쁜 몸을 만들 수 있도록 힘을 내서 운동할 수 있고 식단도 유지할 수 있는 원동력이 될 수 있다. 바디체크를 할 때는 정면, 후면, 측면 이렇게 세 가지 방향으로 사진을 찍는데 같은 장소와 배경에서 찍어야 착시로 인해 몸이 달라 보이지 않는다. 이렇게 찍어서 보면 어디를 보완해야 하고 어디가 빠졌는지 확연하게 볼 수 있어서 이를 토대로 운동 프로그램을 구성할 수도 있다. 너무 자주 찍으면 변화가 크지 않아서 의욕이 사라질 수 있으므로 한 달에 한 번 정도 찍어서 체크하자.

CONTENTS

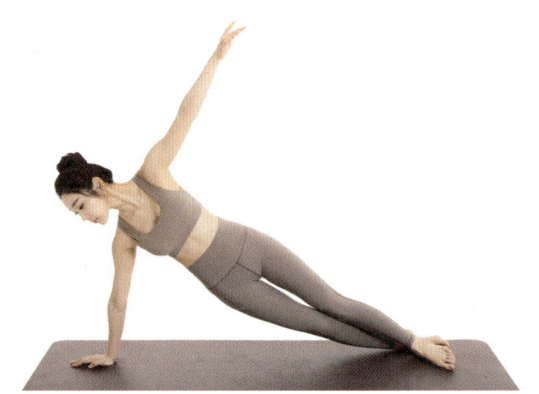

머리글 — 004
박서연이 알려주는 운동 팁 — 008

 MORNING STRETCHING　아침 스트레칭

① 기지개 펴기 후 발목 돌리기 — 014
② 몸통 비틀기 — 016
③ 롤링 라이크 어 볼 — 018
④ 티저 — 021
⑤ 코브라 자세 — 024
⑥ 머메이드 — 026
⑦ 나비 자세 — 028
⑧ 고관절 스트레칭 — 029
⑨ 다운독 — 030
⑩ 내전근 스트레칭 — 032
⑪ 옆구리 스트레칭 — 034
⑫ 롤다운 — 036
⑬ 독수리 자세 — 038
⑭ 상체 숙여 비틀기 — 040
⑮ 겨드랑이 림프선 스트레칭 — 042
⑯ 시저스 — 044
⑰ 전신 머메이드 — 046
⑱ 숄더 스트레칭 — 048
⑲ 트라이셉스 스트레칭 — 050
⑳ 랫 풀 다운 — 052
㉑ 뒷목 스트레칭 — 054

● 아침 스트레칭 프로그램 5분 — 055
❶ 기지개 펴기 후 발목 돌리기
❷ 몸통 비틀기
❸ 롤링 라이크 어 볼
❹ 코브라 자세
❺ 옆구리 스트레칭

● 아침 스트레칭 프로그램 10분 — 056
❶ 기지개 펴기 후 발목 돌리기
❷ 몸통 비틀기
❸ 롤링 라이크 어 볼
❹ 코브라 자세
❺ 옆구리 스트레칭
❻ 고관절 스트레칭
❼ 내전근 스트레칭
❽ 나비 자세
❾ 다운독

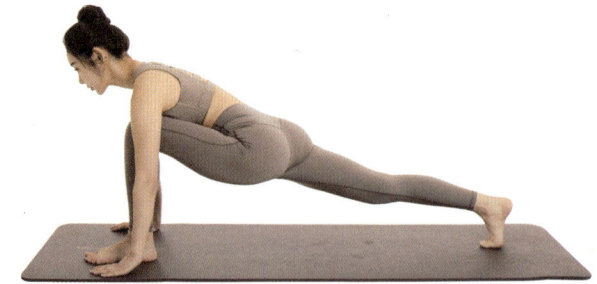

AFTERNOON STRETCHING
점심 스트레칭

- ① 체스트 업 — 060
- ② 승모근 스트레칭 — 061
- ③ 골반 스트레칭 — 062
- ④ 다리 스트레칭 — 063
- ⑤ 전신 스트레칭 — 064
- ⑥ 앉아서 몸통 비틀기 — 066
- ⑦ 둔부 스트레칭 — 068
- ⑧ 허벅지 스트레칭 — 070

● **점심 스트레칭 프로그램** 5분 — 071
- ❶ 체스트 업
- ❷ 승모근 스트레칭
- ❸ 골반 스트레칭
- ❹ 다리 스트레칭

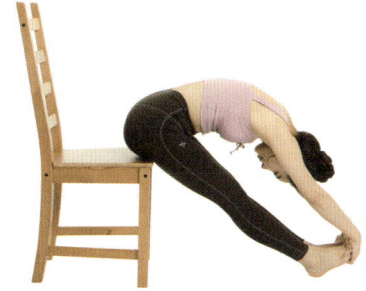

EVENING STRETCHING
저녁 스트레칭

- ① 팔 다리 털기 — 074
- ② 허벅지 앞쪽 스트레칭 — 075
- ③ 종아리 스트레칭 — 076
- ④ 고관절 돌려 풀기 — 078
- ⑤ 발목 & 종아리 스트레칭 — 080
- ⑥ 어깨 스트레칭 — 082
- ⑦ 다리 뒤쪽 스트레칭 — 084
- ⑧ 소머리 자세 — 085
- ⑨ 4자 다리 스트레칭 — 086
- ⑩ 골반순환 스트레칭 — 088
- ⑪ 원 레그 다운독 — 090
- ⑫ 스위밍 — 092
- ⑬ 머메이드 & 사이드밴드 — 094
- ⑭ 장요근 스트레칭 — 096
- ⑮ 레그 인 & 아웃 — 098
- ⑯ 백 익스텐션 — 100
- ⑰ 다리 꼬고 몸통 비틀기 — 102
- ⑱ 데벨로페 — 104
- ⑲ 가슴 열어 상체 비틀기 — 106
- ⑳ 활 자세 — 108

● **저녁 스트레칭 프로그램** 10분 — 110
- ❶ 팔 다리 털기
- ❷ 허벅지 앞쪽 스트레칭
- ❸ 종아리 스트레칭
- ❹ 고관절 돌려 풀기
- ❺ 발목 & 종아리 스트레칭
- ❻ 어깨 스트레칭

● **저녁 스트레칭 프로그램** 20분 — 111
- ❶ 팔 다리 털기
- ❷ 허벅지 앞쪽 스트레칭
- ❸ 종아리 스트레칭
- ❹ 발목 & 종아리 스트레칭
- ❺ 어깨 스트레칭
- ❻ 다리 뒤쪽 스트레칭
- ❼ 소머리 자세
- ❽ 4자 다리 스트레칭
- ❾ 골반순환 스트레칭
- ❿ 원 레그 다운독
- ⓫ 스위밍

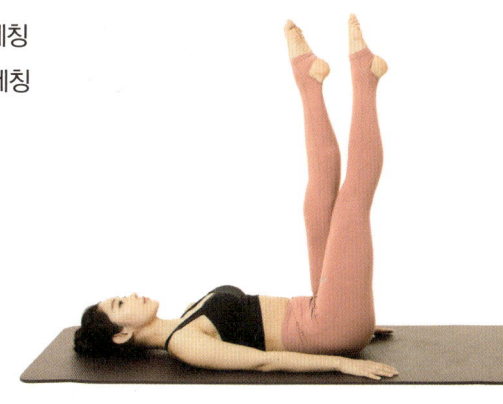

01
MORNING
STRETCHING

아침 스트레칭은 자는 동안 뭉쳤던 근육을 풀어주어 하루를 활기차게 시작할 수 있게 한다. 아침에 일어났을 때는 체온이 낮아진 상태이기 때문에 무리해서 스트레칭을 하면 근육이 놀라거나 다칠 수 있으니 천천히 실시하자.

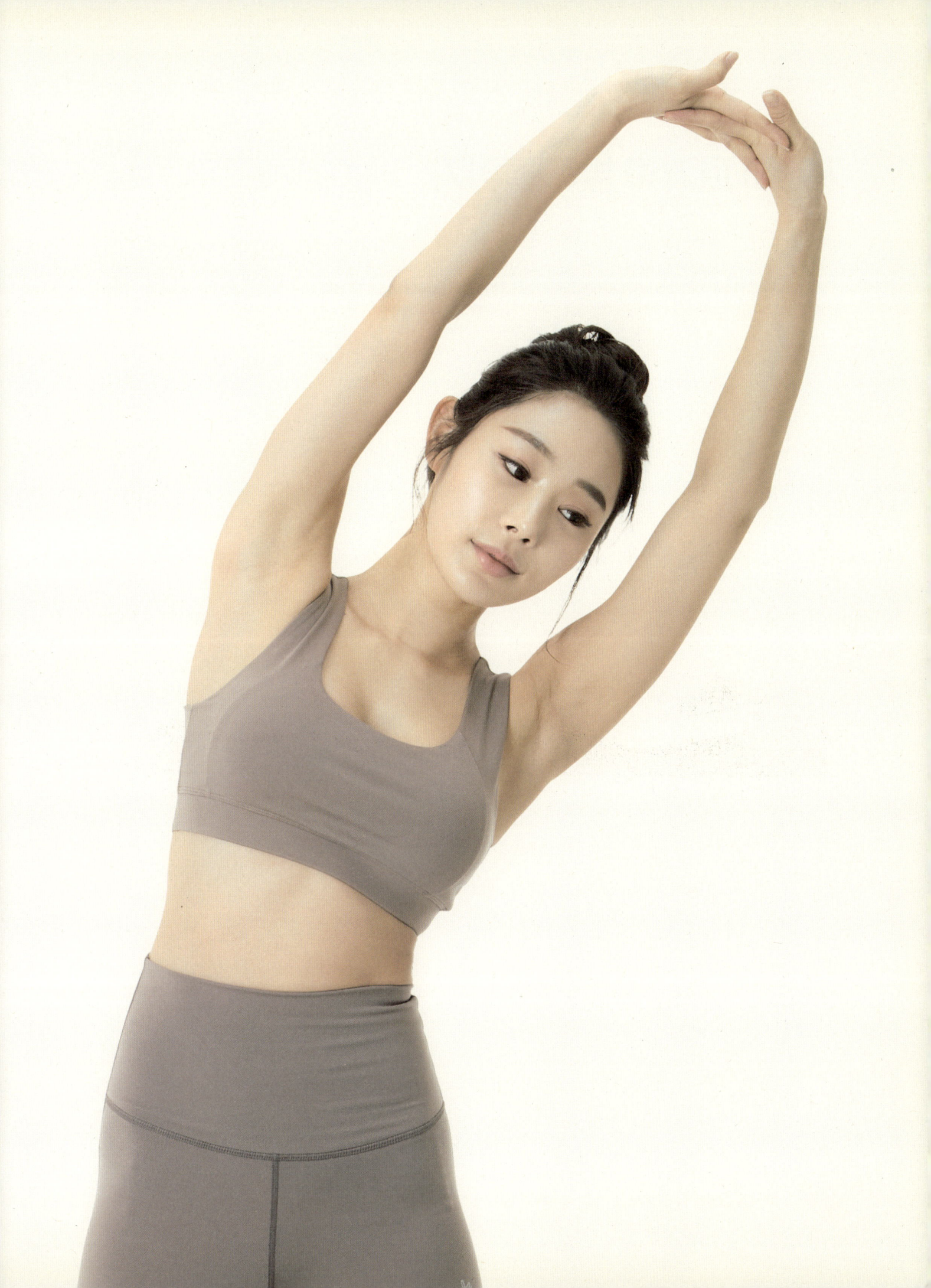

01 Morning Stretching

기지개 펴기 후 발목 돌리기

- **횟수** 기지개 펴기 10초간 자세 유지, 5회 ➔ 발목 돌리기 바깥쪽 5회 ➔ 안쪽 5회
- **효과** 기지개 펴기는 구부러진 등과 거북목을 펴주는 효과가 있다. 이때 다리도 쭉 펴서 같이 스트레칭하면 다리 부종을 제거하고 종아리와 발목을 슬림하게 하는 데 도움이 된다.

자극 부위

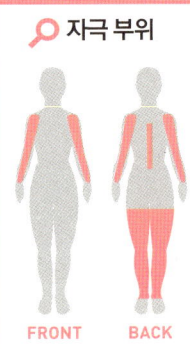

FRONT BACK

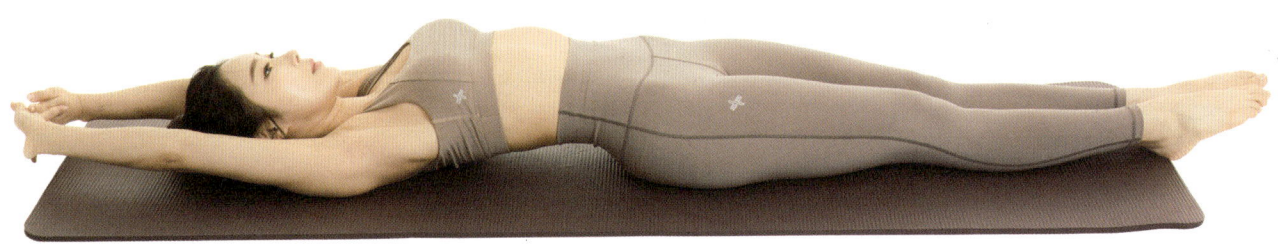

1 바르게 누워서 양손으로 깍지를 끼고 머리 위로 올린다. 그다음 호흡을 마시면서 발끝을 뾰족하게 하고 팔에 힘을 뺀다.

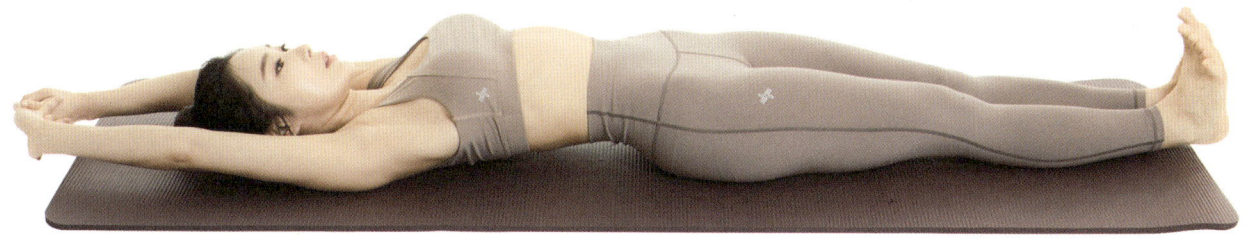

2 그 상태로 양팔을 머리 위로 쭉 펴면서 발끝을 몸쪽으로 당겨 10초간 늘려준다. 이때 누군가 내 팔과 다리를 당긴다는 느낌으로 온몸을 스트레칭하자. 같은 방식으로 5회 실시한다.

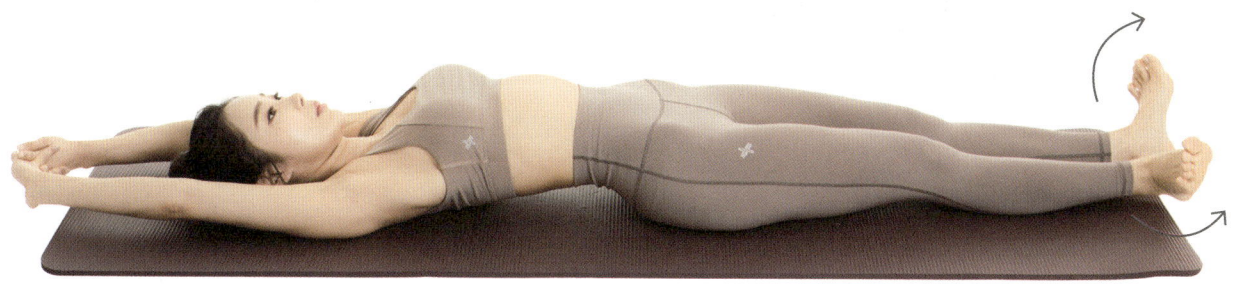

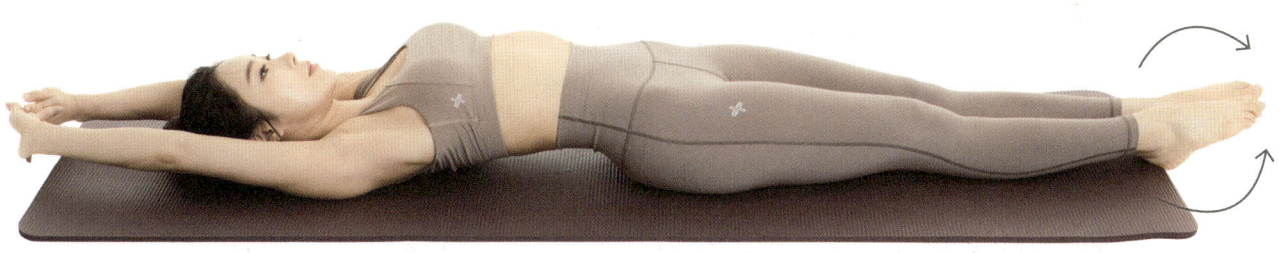

3 기지개 펴기가 끝나면 몸에 힘을 빼고 발목을 천천히 바깥쪽으로 5회, 안쪽으로 5회 돌려준다.

02 Morning Stretching

몸통 비틀기

- **횟수** 20초간 자세 유지, 좌우 5회
- **효과** 굳어 있는 척추를 풀어주고 허리와 골반 통증을 완화할 수 있는 동작이다. 기지개 펴기 후 발목 돌리기에 이어서 해주면 효과가 더 좋다.

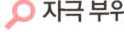 자극 부위

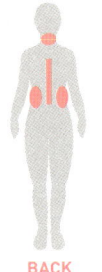

BACK

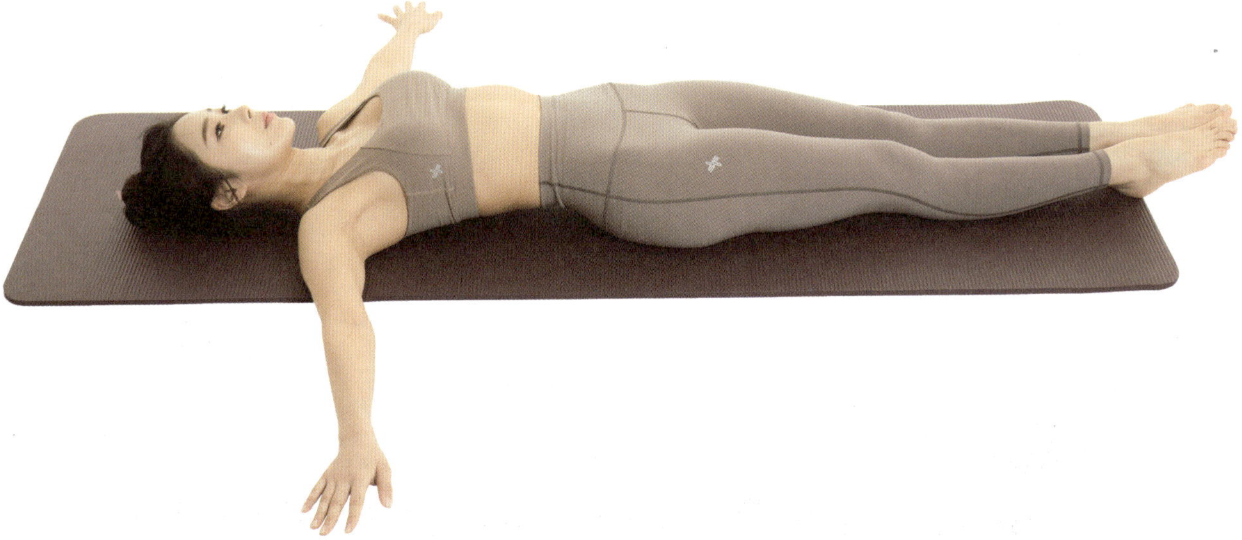

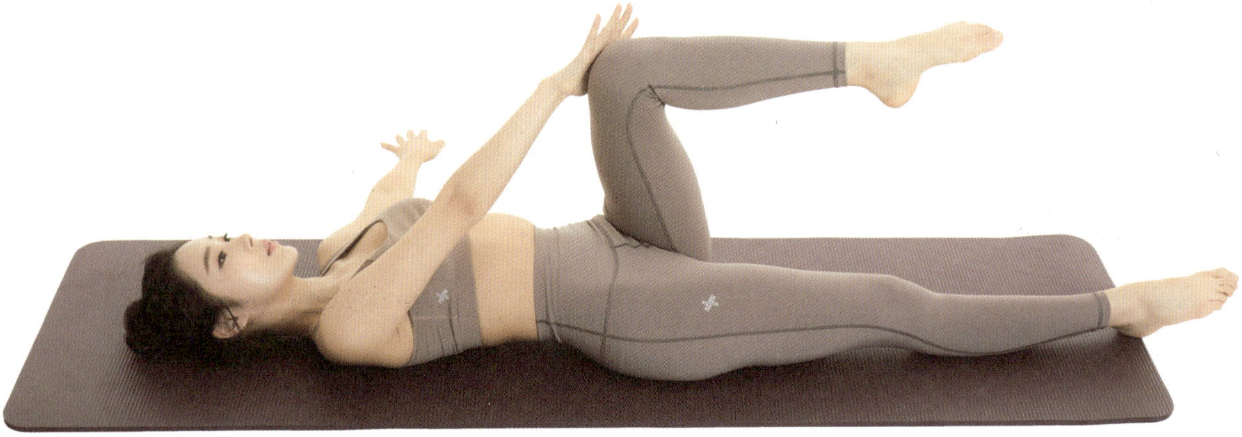

1 바르게 누워서 왼쪽 무릎을 접고 들어 올린 다음 오른손으로 무릎 바깥쪽을 잡는다.

> **TIP**
> 무리하게 상체를 비틀지 말고 천천히 가동범위를 늘려주자.

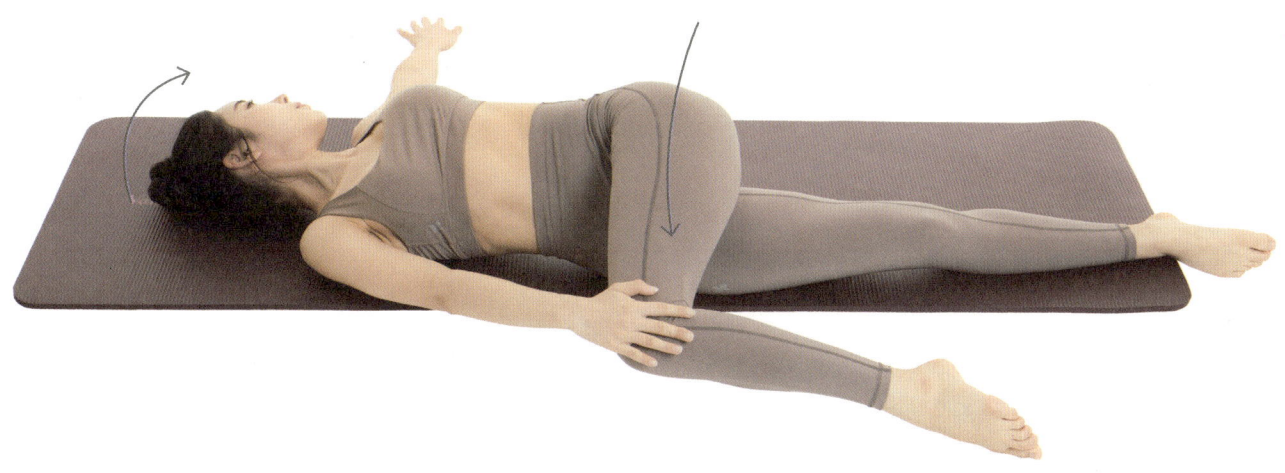

2 호흡을 내쉬면서 오른쪽으로 무릎을 당겨준다. 이때 머리와 상체는 반대쪽으로 돌려 척추와 옆구리를 늘려주고 20초간 자세를 유지한다.

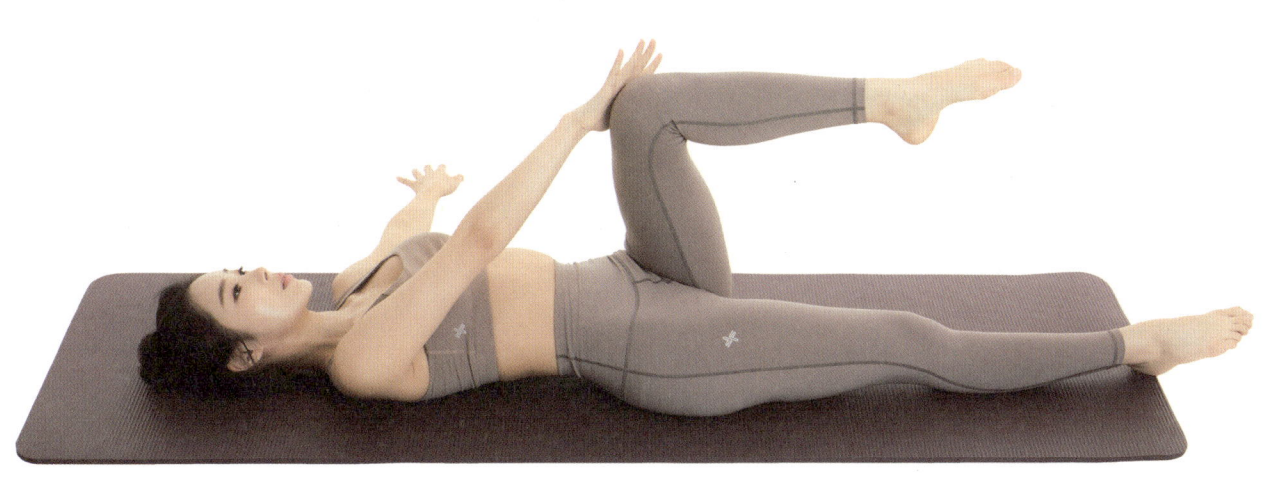

3 다시 호흡을 마시면서 천천히 제자리로 돌아온다. 반대쪽도 같은 방법으로 하여 좌우 번갈아 5회씩 실시한다.

03 Morning Stretching
롤링 라이크 어 볼

- **횟수** 10회
- **효과** 몸을 풀어주고 유연하게 만드는 동작이다. 허리 통증이나 척추측만증을 앓고 있을 때 아침에 일어나서 꾸준히 해주면 등과 허리를 같이 풀어줄 수 있어 매우 좋다.

자극 부위

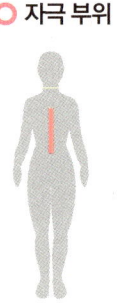

BACK

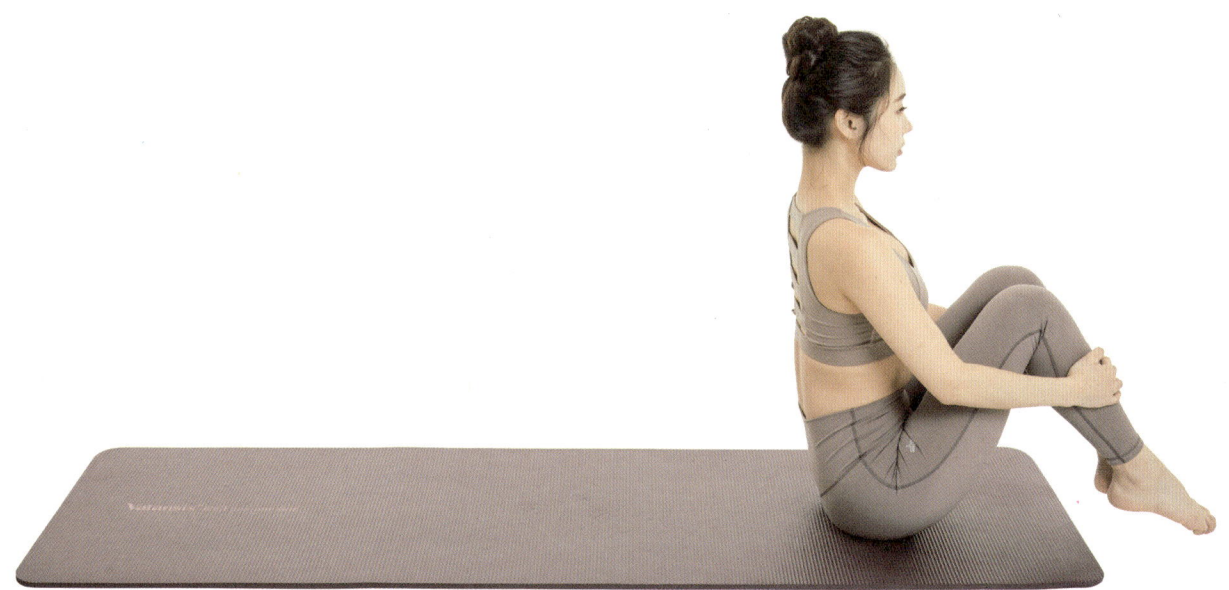

1 매트 끝에 앉아서 양쪽 정강이를 잡고 무릎을 가슴 쪽으로 당긴다.

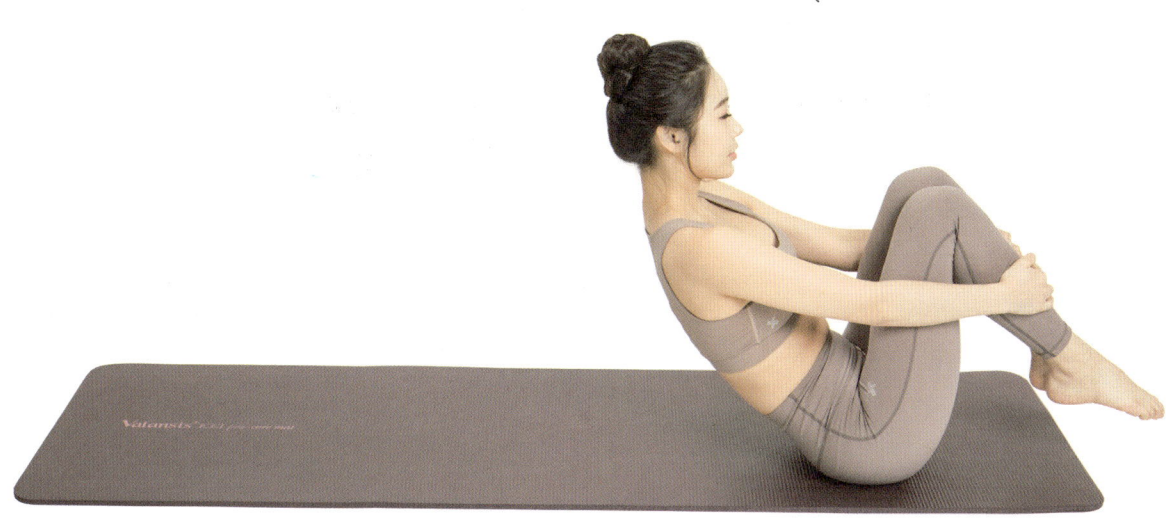

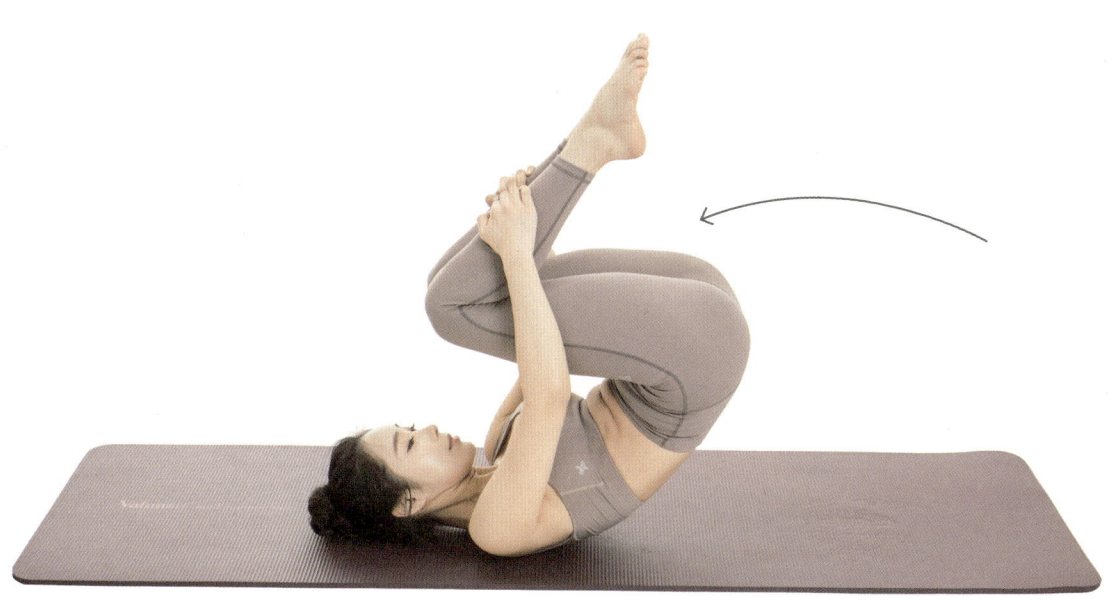

2 호흡을 내쉬면서 천천히 매트 뒤로 굴러 척추를 마사지해준다. 이때 척추 마디마디가 매트에 닿는 느낌으로 동작하자.

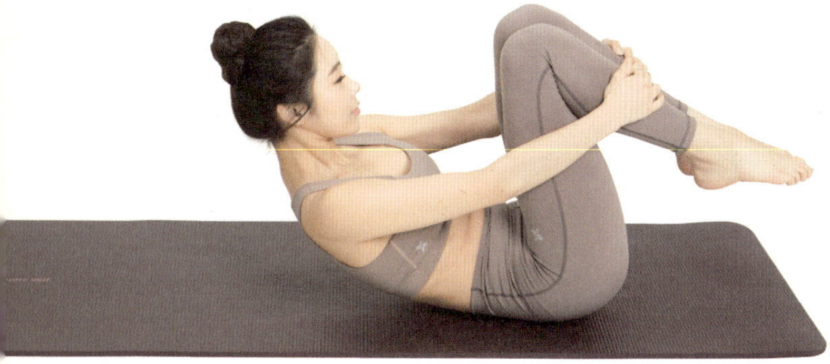

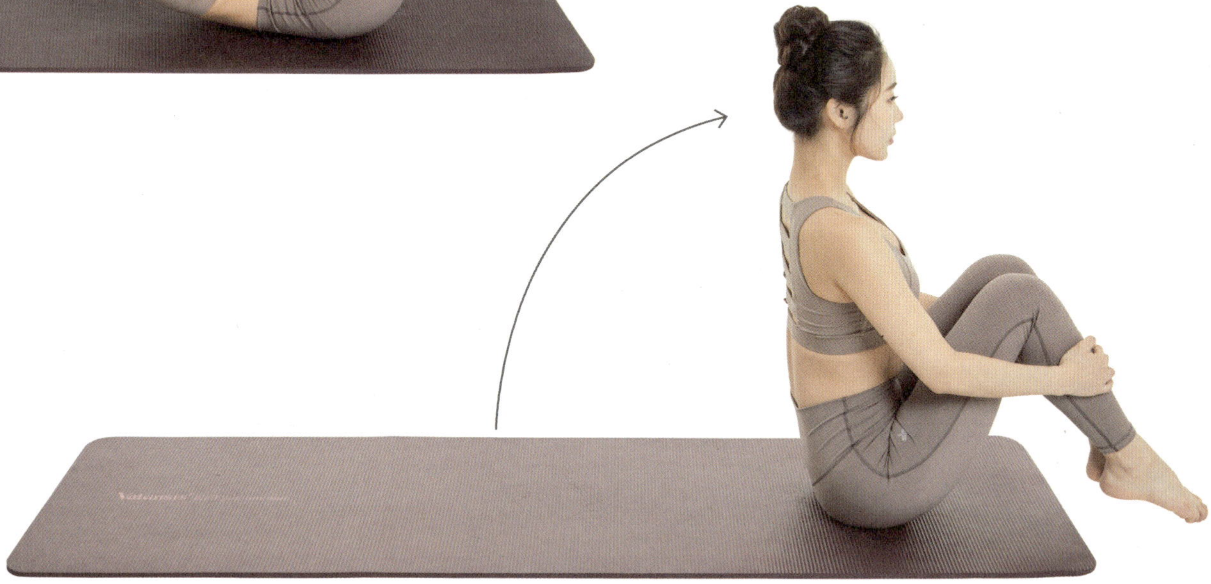

3 다시 호흡을 마시면서 복부 힘으로 상체를 일으켜 제자리로 돌아오고 동작을 10회 반복한다.

TIP ❶ 상체를 일으켜 제자리로 돌아왔을 때 사진과 같이 발이 바닥에 닿지 않게 앉아서 좌골뼈로 중심을 잡으면 운동 효과가 더 좋다.

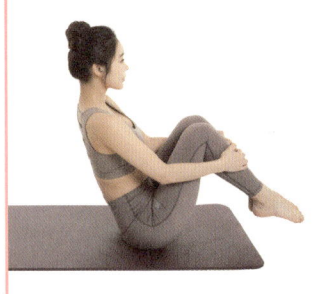

TIP ❷ 그냥 바닥에서 하면 등이 너무 아플 수 있으니 매트나 침대 위에서 동작을 실시하자. 상체를 일으킬 때 척추가 유연하지 못하거나 복부 힘이 약해서 올라오기 힘들 경우에는 사진과 같이 다리를 잡고 바닥에서 살짝만 왔다 갔다하며 움직여도 좋다.

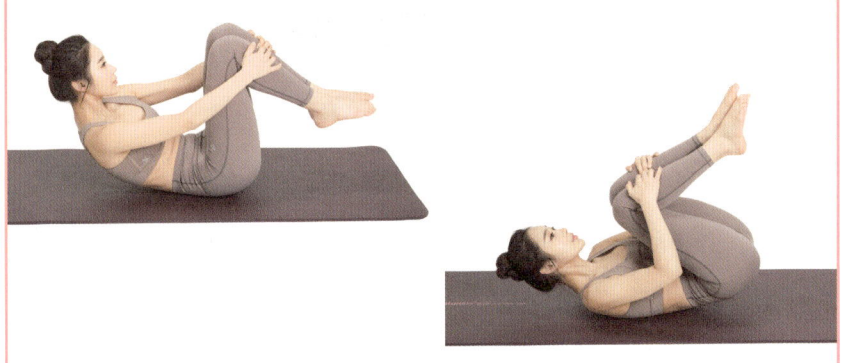

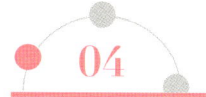

Morning Stretching

티저

- **횟수** 15회
- **효과** 척추를 마사지하고 몸의 균형과 코어 강화에 도움을 주는 동작이다.
  조금 어려운 동작이므로 처음 하는 사람은 무리해서 하지 말고 수건을 잡고 뒤로 굴렸다가
  돌아오는 동작까지만 실시하자.

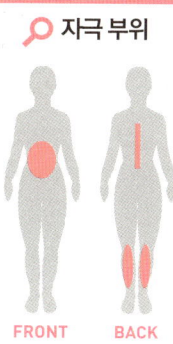

자극 부위

FRONT   BACK

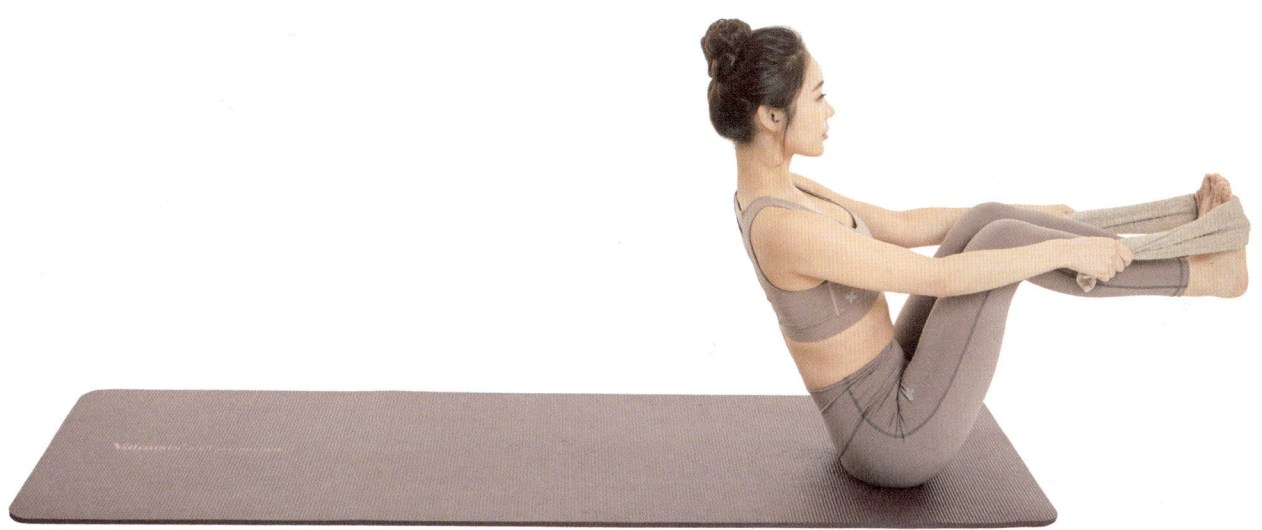

1 매트에 앉아서 수건 양 끝을 잡은 다음 수건 중간에 발을 대고 무릎을 90도로 구부린다. 이때 양쪽 엉덩이 좌골뼈로 중심을 잘 잡도록 하자.

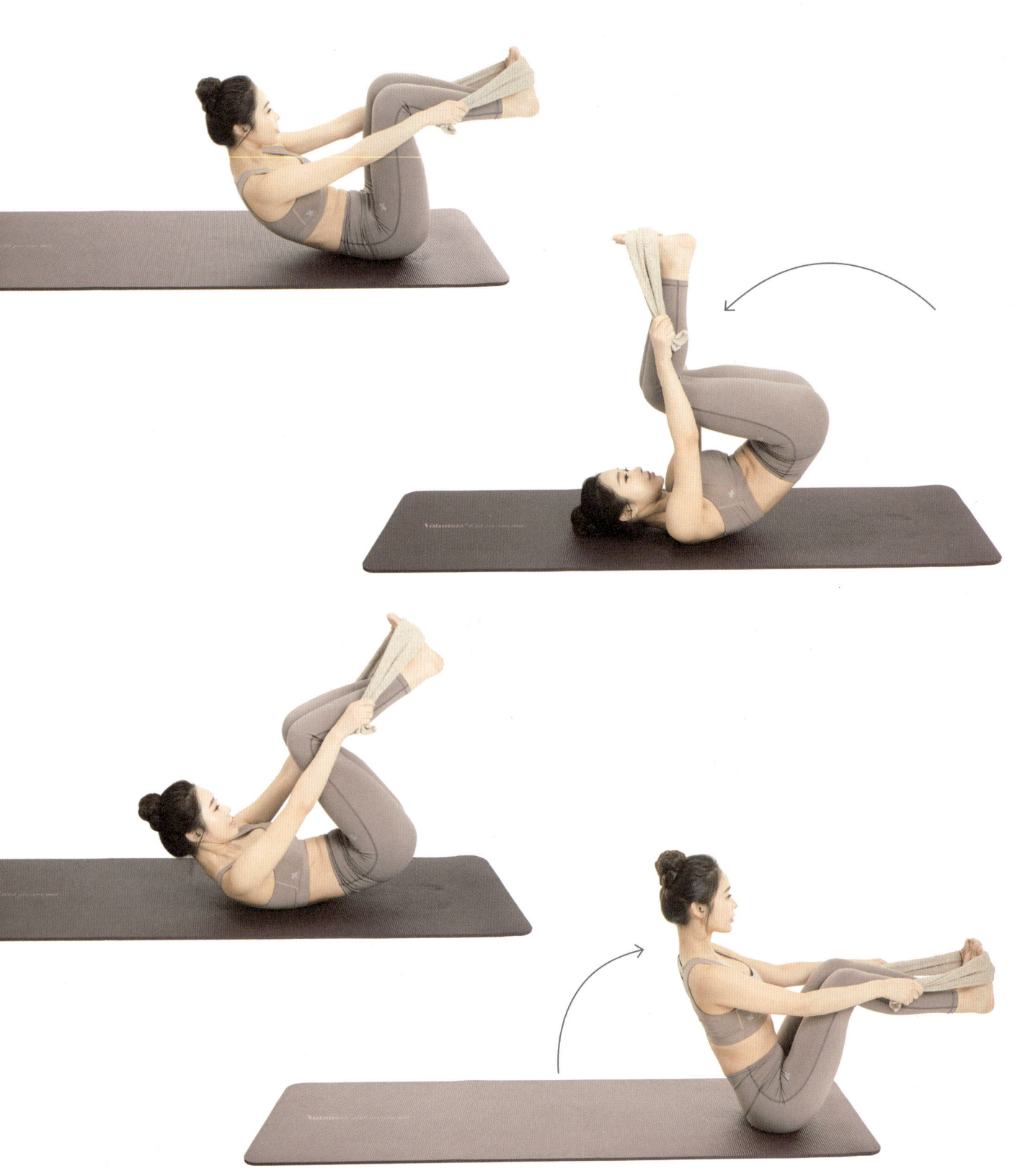

2 호흡을 마시면서 천천히 뒤로 굴렀다가 다시 호흡을 내쉬면서 복부 힘으로 상체를 일으켜 중심을 잡아준다.

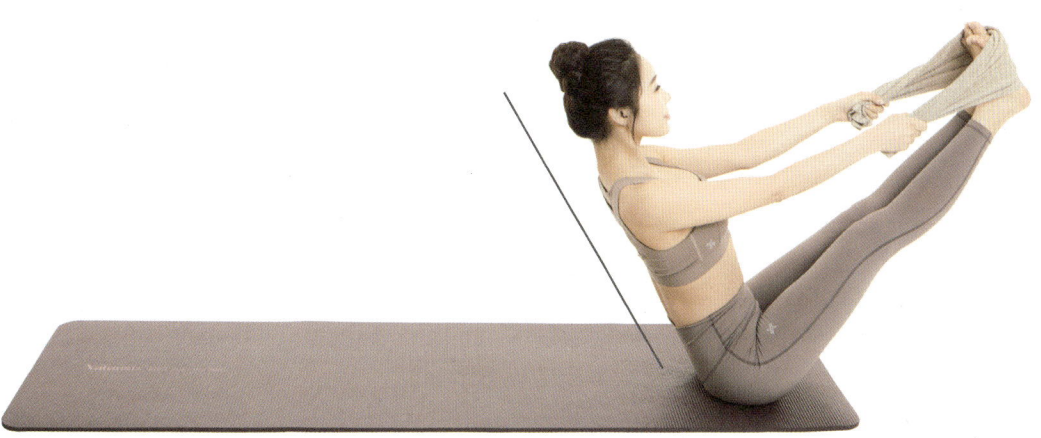

3 그다음 복부 힘으로 허리를 지탱하면서 천천히 무릎과 상체를 쭉 펴 몸을 'V'자 모양으로 만들고 5초간 자세를 유지한다.

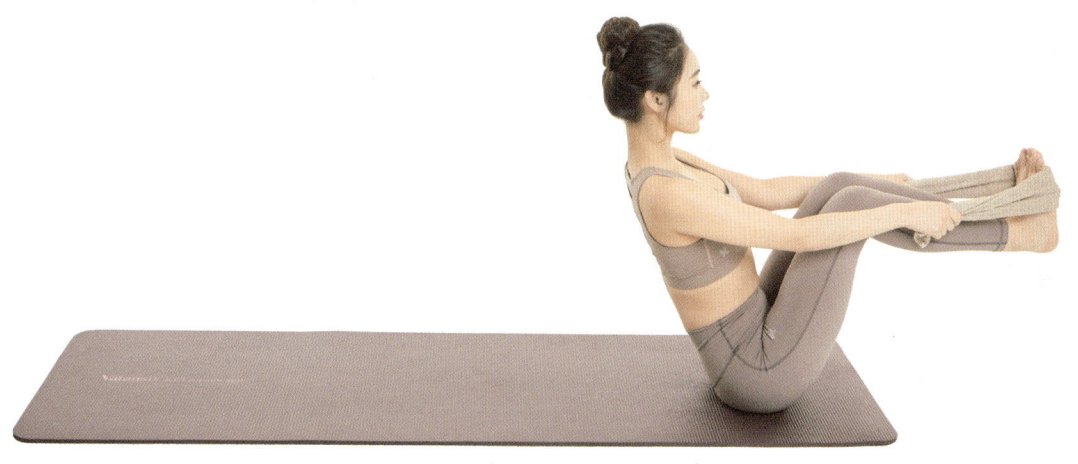

4 다시 무릎을 90도로 구부린 다음 동작을 15회 반복한다.

Caution

등에 무리가 가지 않도록 매트나 침대 위에서 동작을 실시하자. 어려운 동작이기 때문에 처음 해본다면 마지막에 몸을 'V'자로 만드는 동작을 제외하고 20회로 실시한다. 몸을 'V'자로 만들 때 등이 앞으로 말릴 수가 있는데, 이 동작은 다리를 펴는 것보다 등을 펴는 것이 더 중요하다. 따라서 등을 최대한 펴는 것에 집중하여 동작하자.

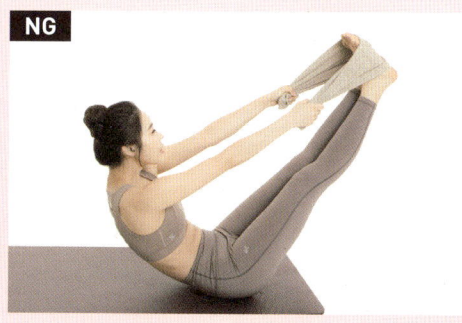
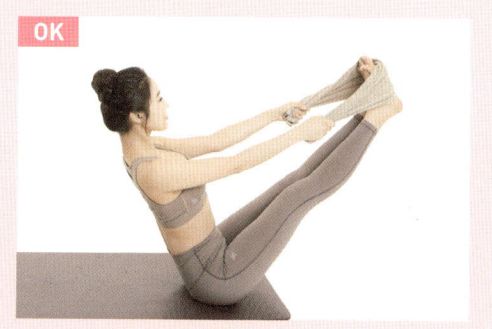

05 — Morning Stretching

코브라 자세

- **횟수** 10초간 자세 유지, 10회
- **효과** 굽은 등과 거북목을 교정하는 효과가 있는 동작이다. 특히 찌뿌둥한 등을 시원하게 펴주고 가슴라인도 살리면서 팔뚝 살을 제거하는 데 도움을 준다.

자극 부위

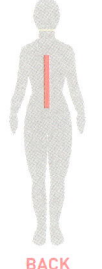

BACK

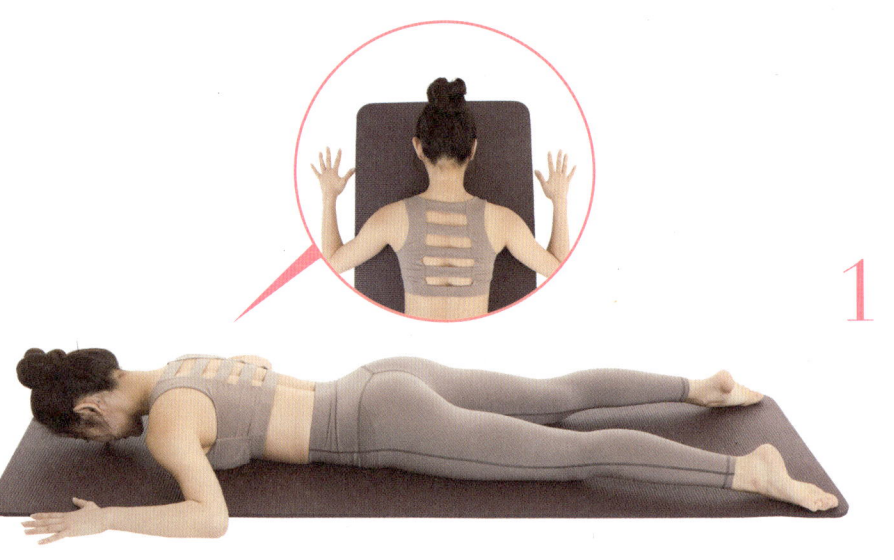

1 코끝이 바닥에 닿을 듯 말듯하게 엎드리고 양손을 얼굴 옆에 두어 위에서 봤을 때 양팔과 머리가 'W'자 모양이 되게 한다.

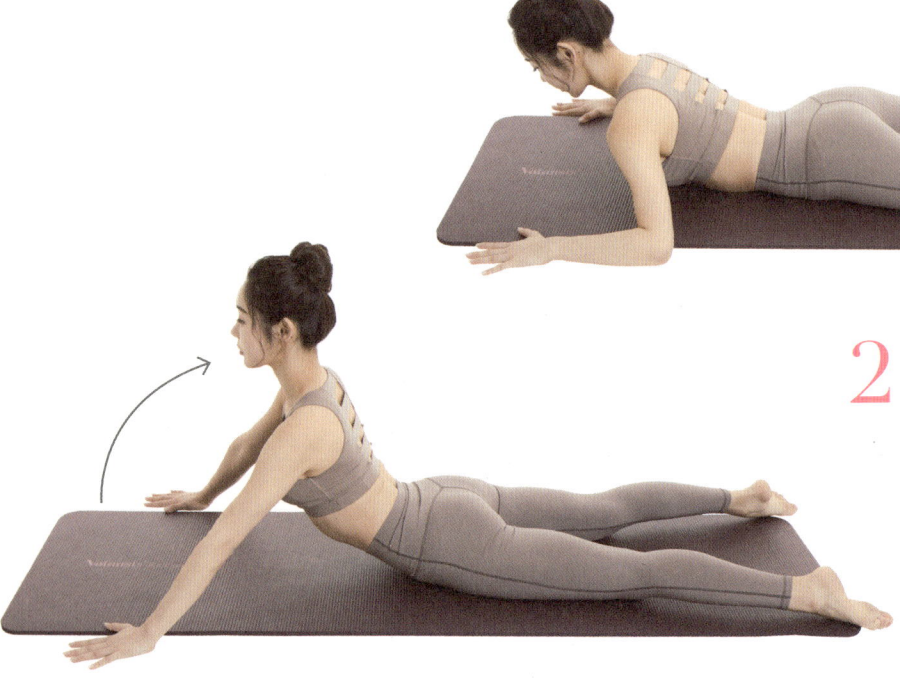

2 호흡을 내쉬면서 손바닥과 팔꿈치로 바닥을 밀어 머리 – 가슴 – 복부 순으로 상체를 천천히 일으킨다. 이때 경추와 흉추, 요추까지 척추 전체를 펴고 10초간 자세를 유지한다.

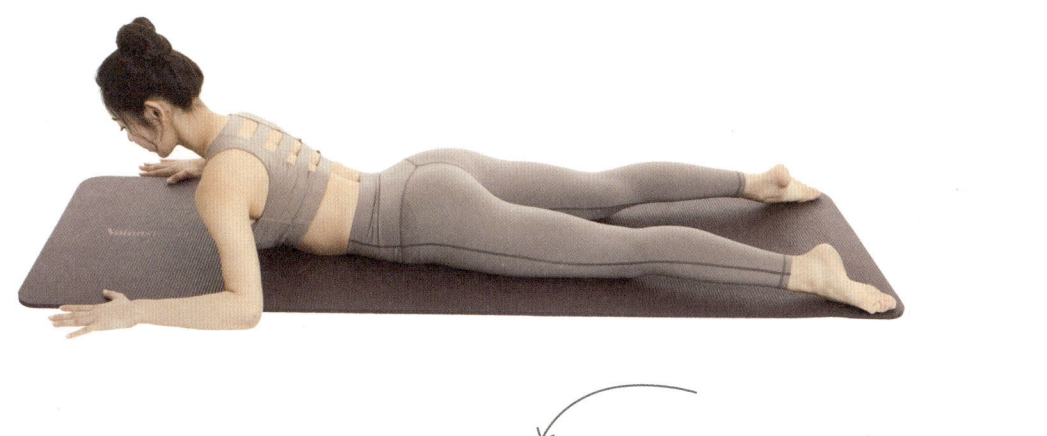

3   다시 호흡을 마시면서 복부 - 가슴 - 머리 순으로 내려간다.

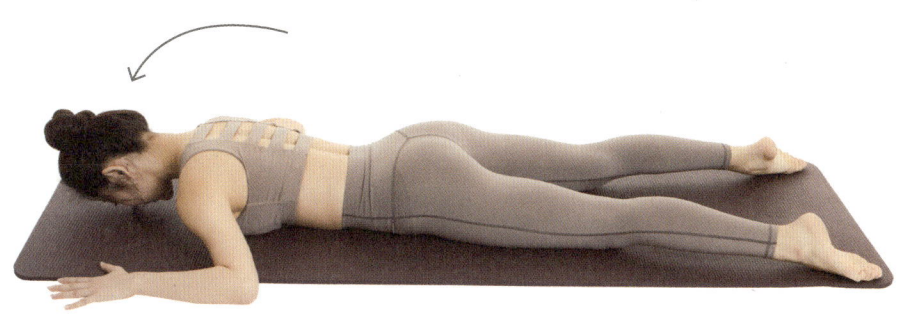

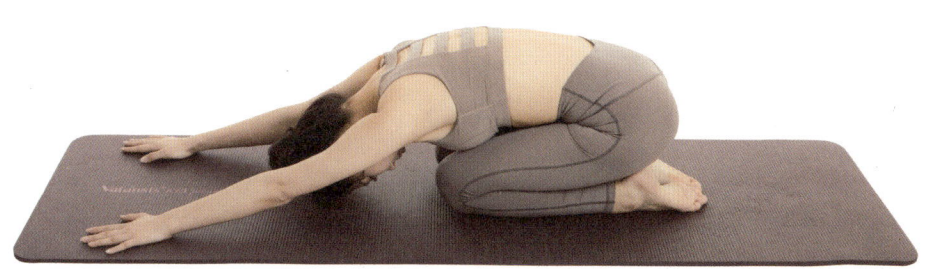

4   허리에 무리를 덜기 위해 아기 자세로 마무리하고 동작을 10회 반복한다.

💡 **Caution**

상체를 들어 올린 만큼 머리도 들어주는데 이때 머리를 과하게 뒤로 꺾지 않도록 한다. 머리 뒤에 벽이 있다고 생각하고 그 벽을 밀어내는 느낌으로 동작하자.

머메이드

- **횟수** 10초간 자세 유지, 좌우 5회
- **효과** 불균형한 골반을 바로 잡고 척추측만증에 좋은 효과가 있는 동작이다. 또한 옆구리 살을 제거하여 슬림한 허리라인을 만들 수 있도록 도와준다.

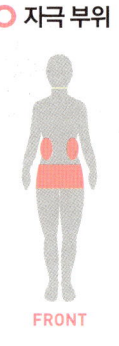

자극 부위

FRONT

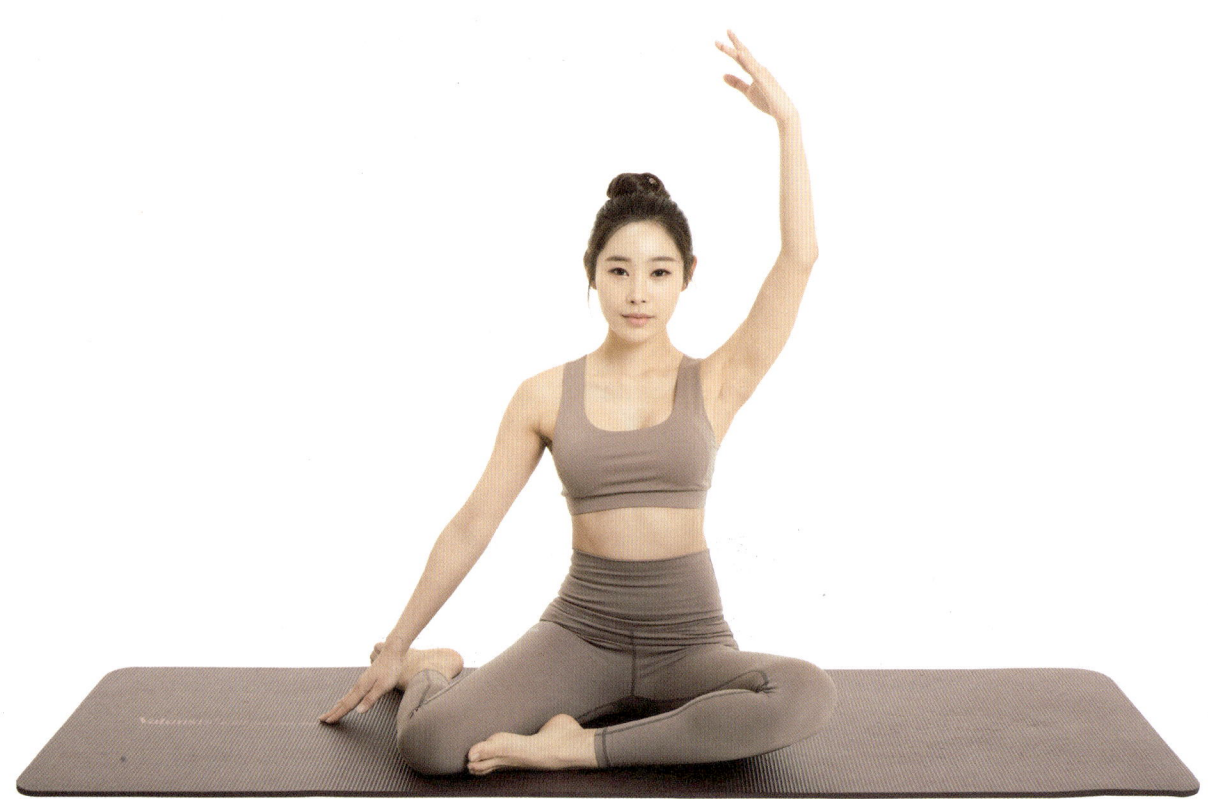

1. 바닥에 바로 앉아 왼쪽 다리는 가부좌를 하고 오른쪽 다리는 뒤로 접어서 가부좌한 발바닥에 허벅지가 닿게 한다. 그다음 왼팔은 머리 위로 반원을 그리듯이 올리고 오른손으로 바닥을 짚는다.

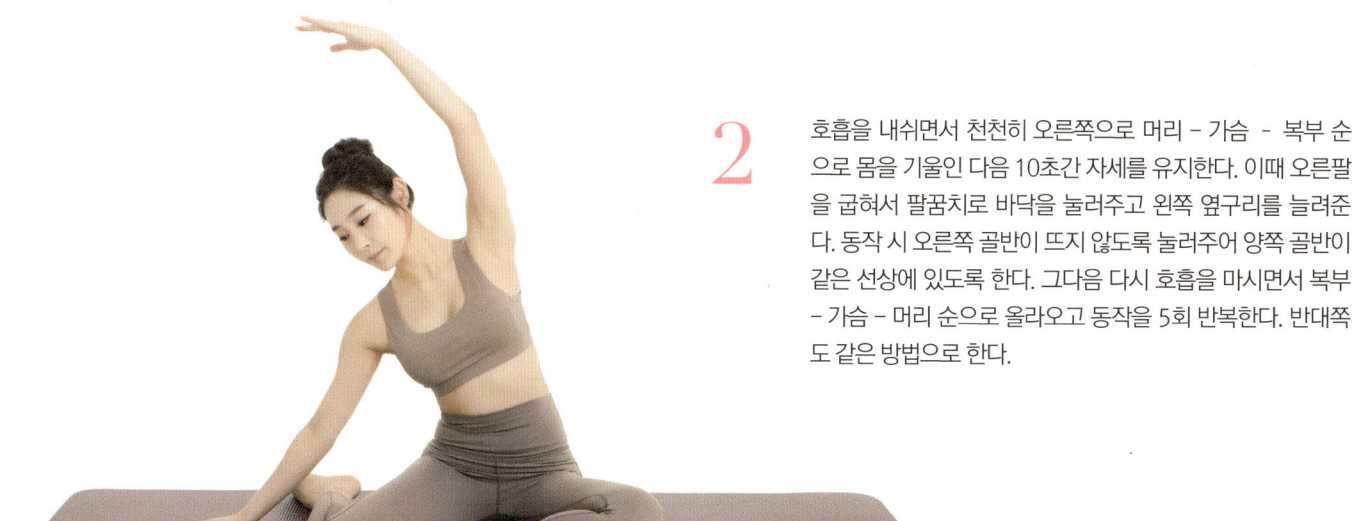

2 호흡을 내쉬면서 천천히 오른쪽으로 머리 – 가슴 – 복부 순으로 몸을 기울인 다음 10초간 자세를 유지한다. 이때 오른팔을 굽혀서 팔꿈치로 바닥을 눌러주고 왼쪽 옆구리를 늘려준다. 동작 시 오른쪽 골반이 뜨지 않도록 눌러주어 양쪽 골반이 같은 선상에 있도록 한다. 그다음 다시 호흡을 마시면서 복부 – 가슴 – 머리 순으로 올라오고 동작을 5회 반복한다. 반대쪽도 같은 방법으로 한다.

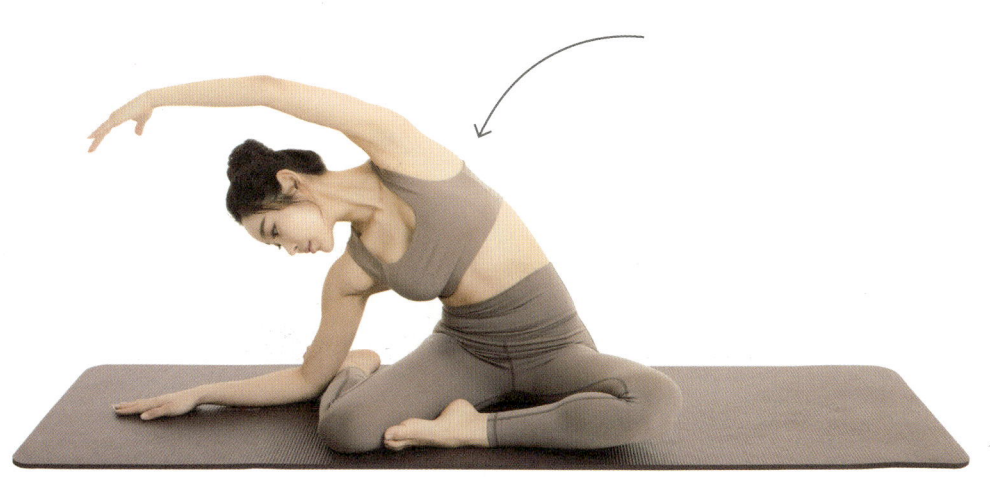

TIP 1
동작 시 다리를 뒤로 접은 쪽 엉덩이가 많이 들린다면 반대쪽 엉덩이 밑에 수건을 접어 깔아서 골반 높이를 조절해주자.

TIP 2
골반이 너무 불편하면 가부좌로 자세를 바꿔서 실시해도 좋다.

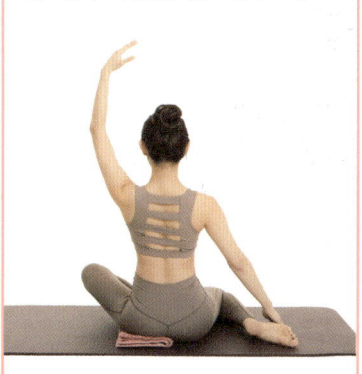
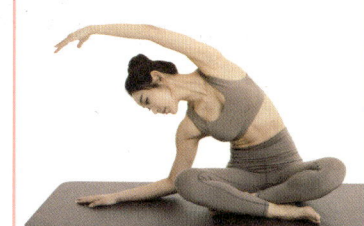

Morning Stretching

나비 자세

- **횟수** 10초간 자세 유지, 5회
- **효과** 골반 주위에 자극을 주어 근육을 풀어주고 몸의 균형을 잡아주는 동작인데 특히 'X'자 다리 교정에 많은 도움을 준다. 앞서 배운 머메이드 동작에 이어서 해주면 더 효과적이다.

자극 부위

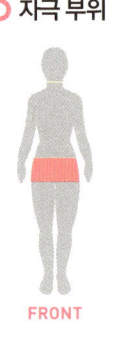

FRONT

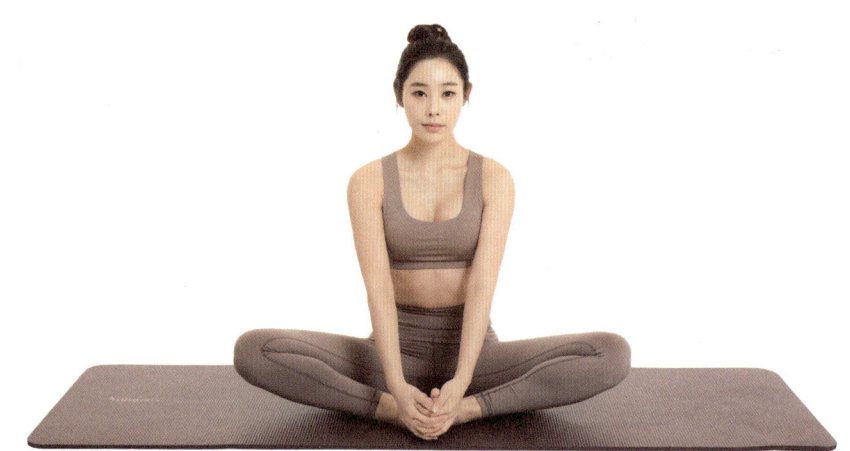

1 발바닥을 모으고 앉아서 양손으로 발가락을 움켜잡는다.

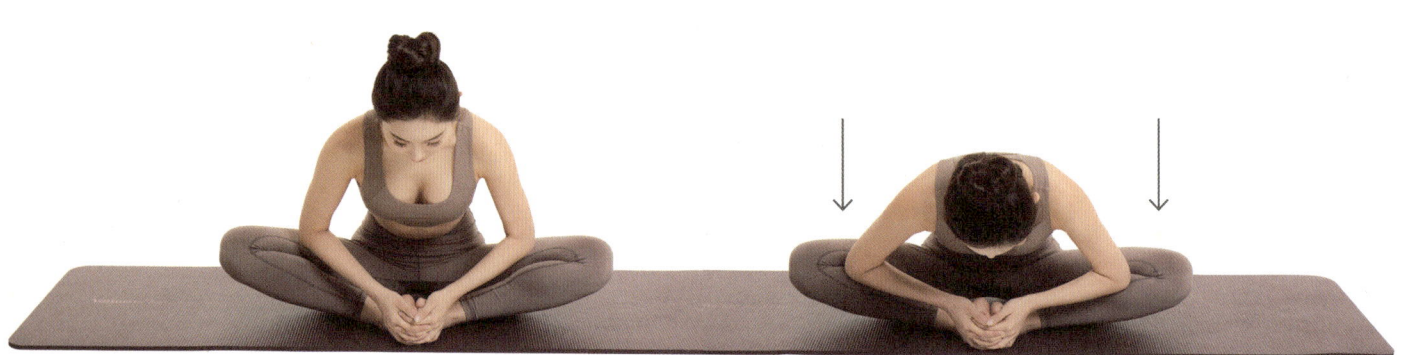

2 호흡을 내쉬면서 상체를 바닥으로 천천히 기울인 다음 다 내려가면 팔꿈치로 무릎을 누르고 10초간 자세를 유지한다. 다시 호흡을 마시면서 천천히 팔꿈치에 힘을 풀어주며 올라온 다음 동작을 5회 반복한다.

고관절 스트레칭

- **횟수** 15초간 자세 유지, 좌우 5회
- **효과** 고관절이 경직되면 허리와 무릎 쪽으로 부하와 스트레스가 올 수 있는데 이 동작은 경직된 고관절을 풀어주어 하체의 순환을 돕고 유연성을 향상시켜준다.

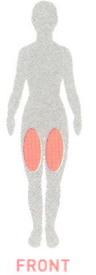

자극 부위

FRONT

1 양손으로 바닥을 짚고 왼쪽 무릎을 90도로 굽혀 세운다. 무릎이 90도가 되지 않으면 스트레칭 효과가 떨어지기 때문에 잘 확인하고 동작을 실시하자.

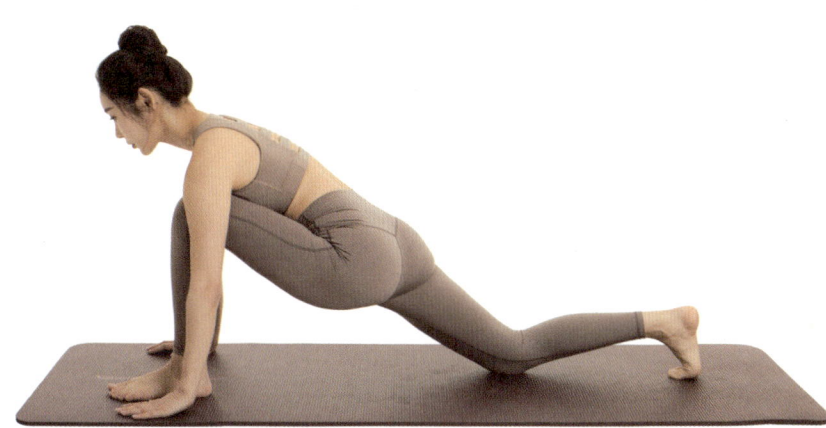

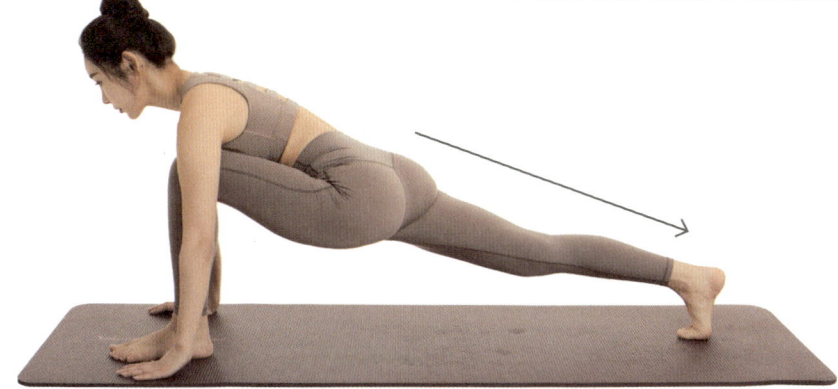

2 호흡을 내쉬면서 오른쪽 다리를 뒤로 쭉 뻗고 15초 동안 허벅지 앞쪽을 늘려준다.

3 천천히 호흡을 마시면서 쭉 뻗은 다리를 굽혀 무릎을 바닥에 대고 5초간 휴식한다. 동작을 5회 반복하고 반대쪽도 같은 방법으로 실시한다.

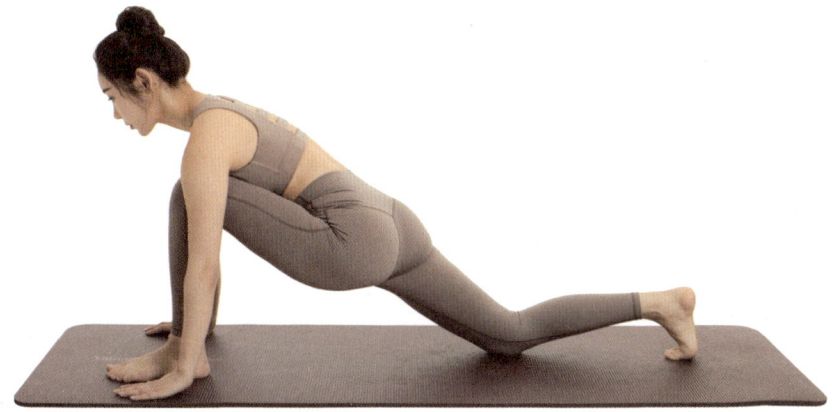

09 — Morning Stretching

다운독

- **횟수** 20초간 자세 유지, 좌우 5회
- **효과** 다운독은 굽은 어깨와 등을 펴주고 하체의 혈액순환을 도와 종아리와 발목을 슬림하게 만들어준다.

자극 부위

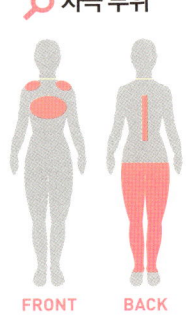

FRONT   BACK

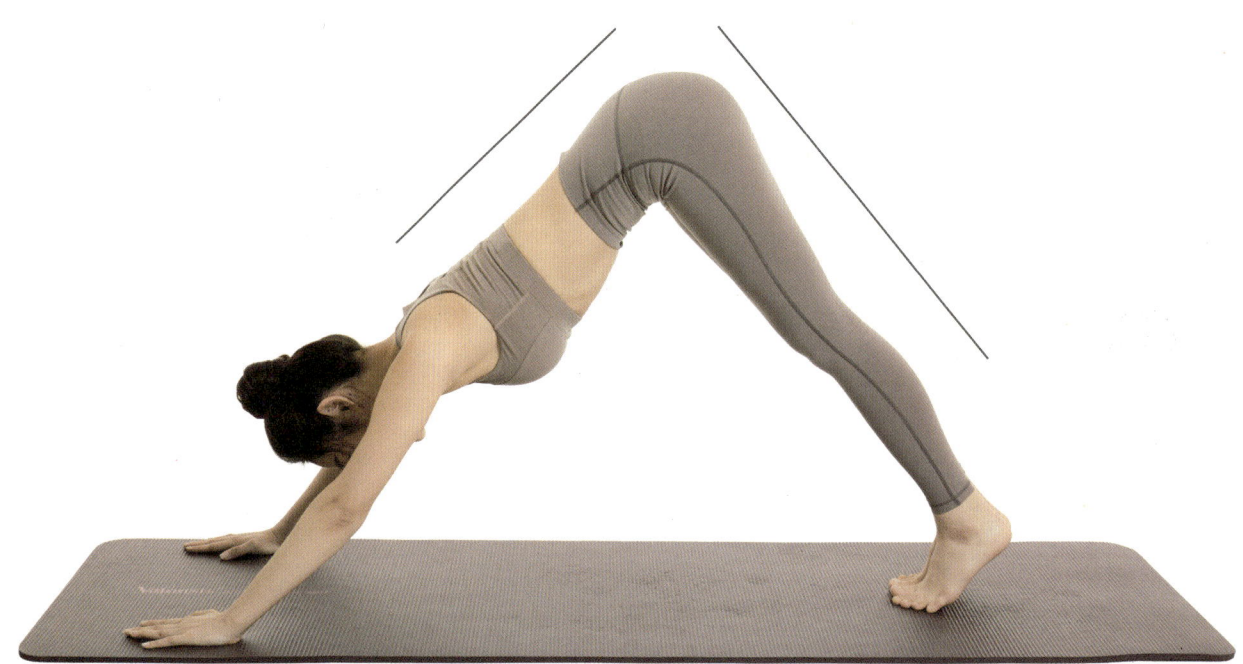

1 손과 발을 바닥에 대고 엎드린 다음 엉덩이를 위로 들어 올리면서 어깨와 등을 바닥으로 눌러준다. 이때 무릎을 쭉 펴고 뒤꿈치를 들어서 몸을 'ㅅ'자 모양으로 만들어준다.

TIP 등과 종아리를 펴서 온몸을 스트레칭하자. 종아리와 허벅지 유연성이 부족한 사람은 무릎을 조금 구부려서 실시해도 좋다.

2 호흡을 내쉬면서 오른쪽 다리는 뒤꿈치를 든 상태로 무릎을 구부리고 왼쪽 다리는 무릎을 편 상태로 뒤꿈치가 바닥에 닿게 한다. 그 상태로 20초간 자세를 유지한다.

3 반대쪽도 같은 방법으로 하여 좌우 번갈아 5회씩 실시한다.

Caution

사진과 같이 등이 구부러지지 않도록 가슴을 바닥으로 눌러주자. 뒤꿈치가 바닥에 다 닿지 않는다면 바닥에 닿을 수 있는 만큼까지만 동작해도 좋다.

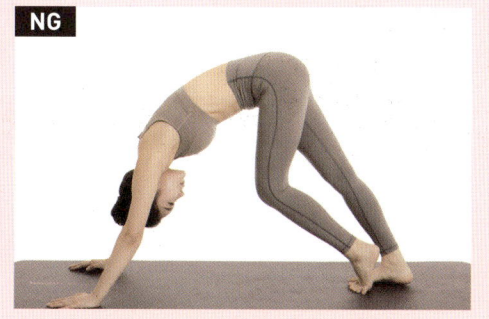
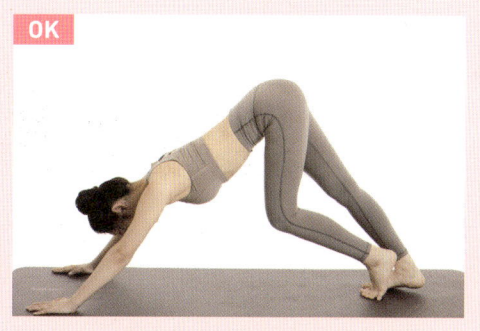

10 — Morning Stretching

내전근 스트레칭

- **횟수** 20초×3, 1회
- **효과** 허벅지 안쪽을 자극하여 군살을 제거하고 다리 전체의 피로를 풀어주며 다리 부종과 혈액순환 개선에도 도움을 주는 동작이다.

자극 부위

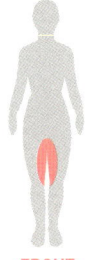

FRONT

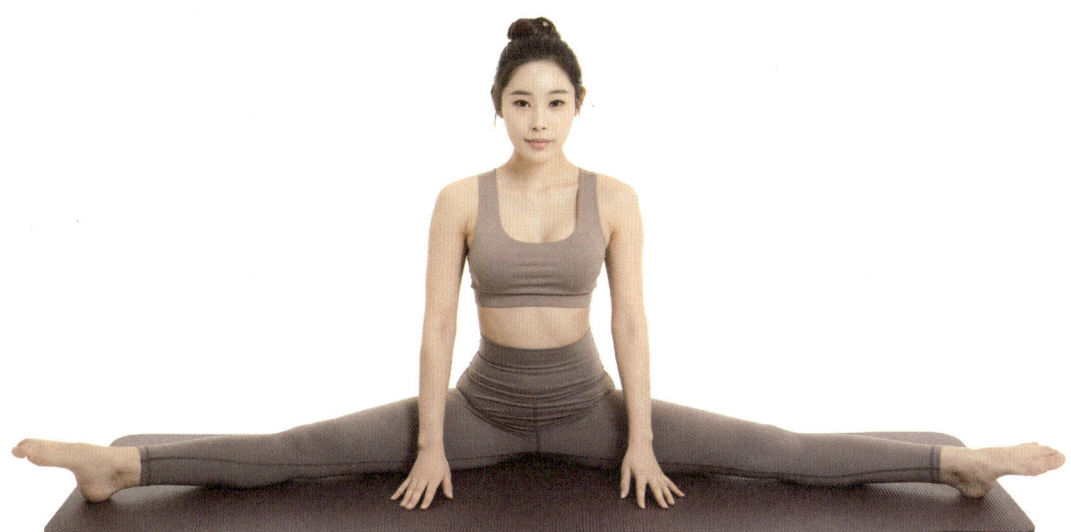

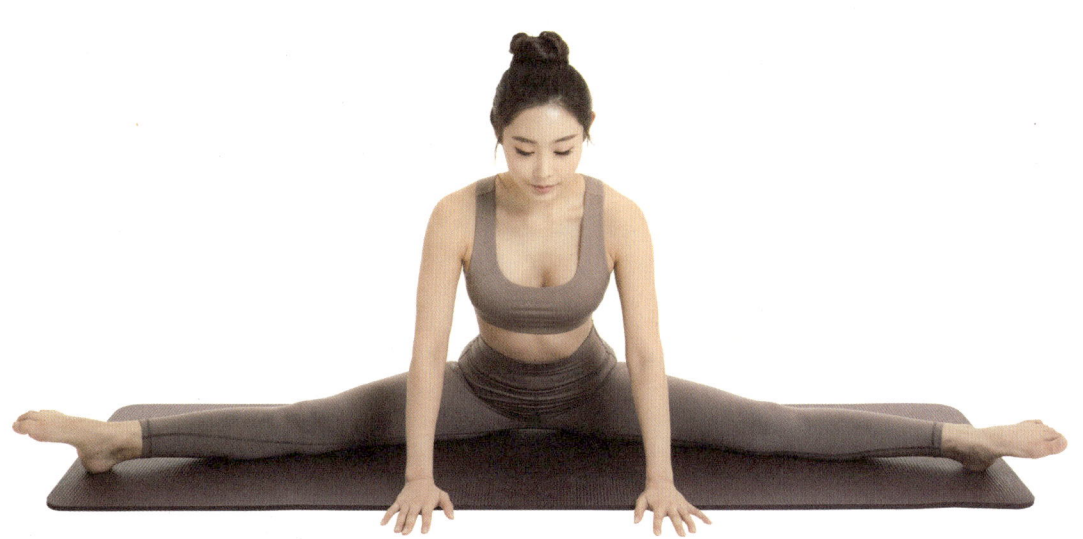

1 다리를 넓게 벌리고 앉은 다음 호흡을 내쉬면서 두 팔을 앞으로 뻗고 상체를 약간 숙여 20초간 자세를 유지한다.

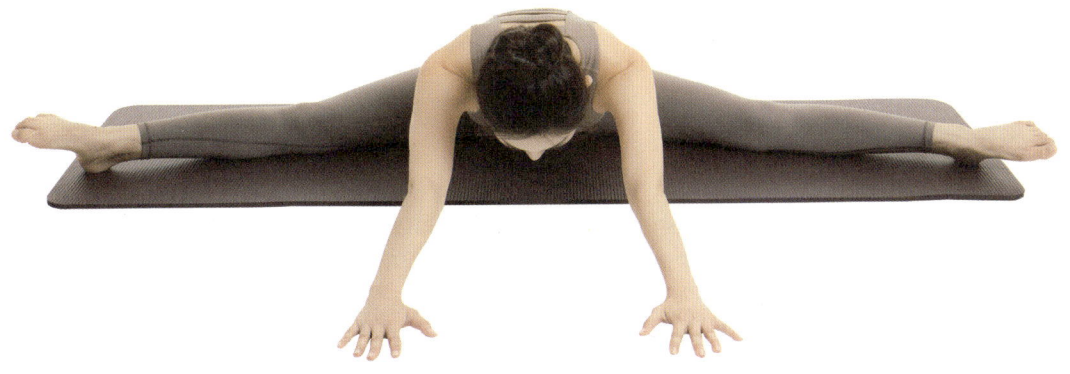

2 다시 호흡을 내쉬면서 상체를 좀 더 바닥으로 숙이고 20초간 자세를 유지한다. 이때 몸에 힘을 빼도록 하자.

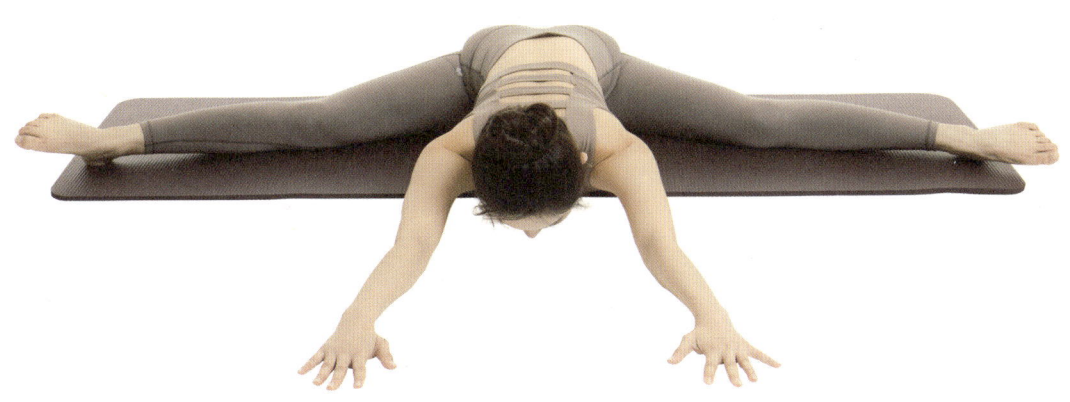

3 마지막으로 한 번 더 호흡을 내쉬면서 상체를 완전히 바닥으로 붙이고 20초간 자세를 유지한다. 이처럼 상체를 세 번 조금씩 더 숙이면서 각 자세를 20초간 유지하여 허벅지 안쪽을 늘려준다.

> **TIP**
> 바닥으로 완전히 내려가기 어렵다면 팔꿈치로 바닥을 지탱해도 좋다. 가능한 내려갈 수 있는 데까지만 동작하고 앞으로는 점점 더 내려갈 수 있도록 해보자.

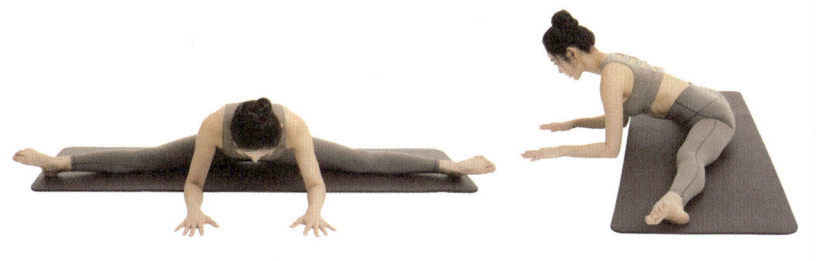

11 — Morning Stretching

옆구리 스트레칭

- ⏰ **횟수** 5초간 자세 유지, 좌우 10회
- 🎵 **효과** 옆구리 군살을 제거하여 허리라인을 슬림하게 만들어주고 골반의 균형을 잡아준다.

🔍 **자극 부위**

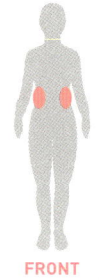

FRONT

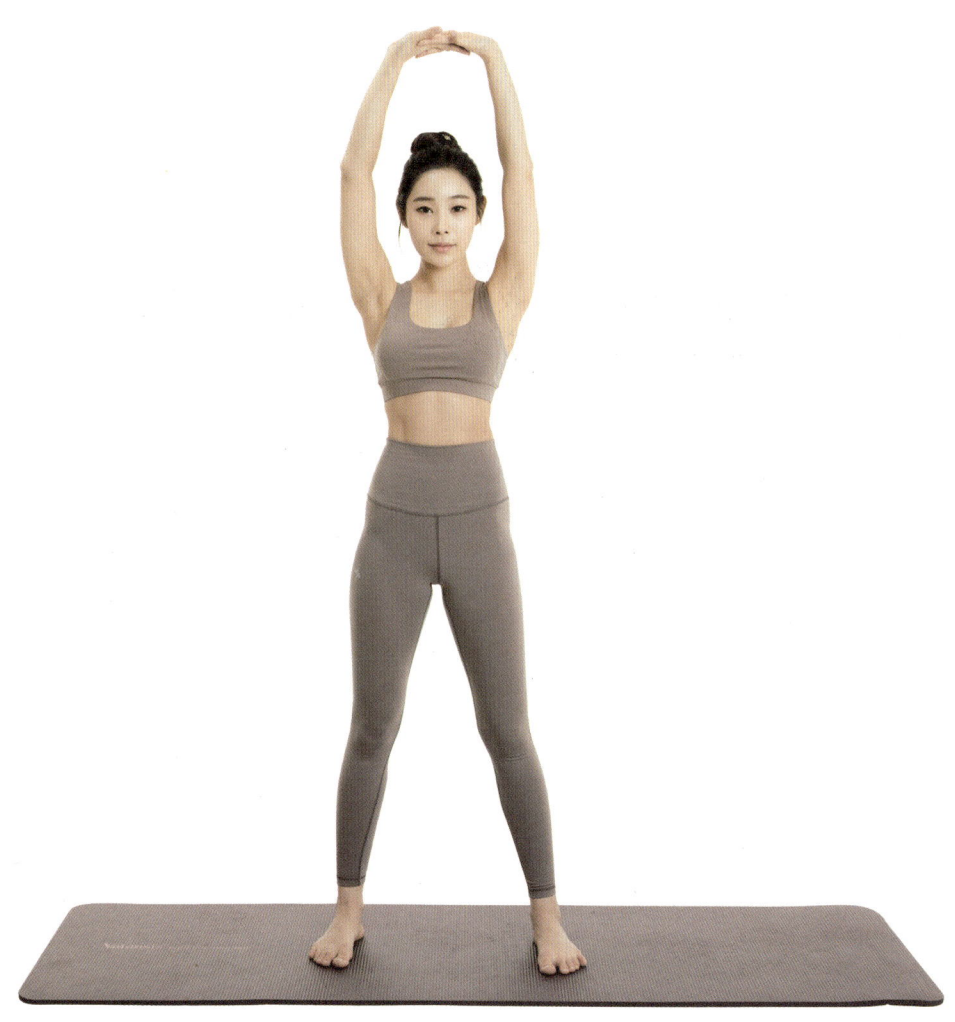

1 다리를 골반너비로 벌리고 서서 고정한 다음 양손으로 깍지를 껴서 머리 위로 올린다.

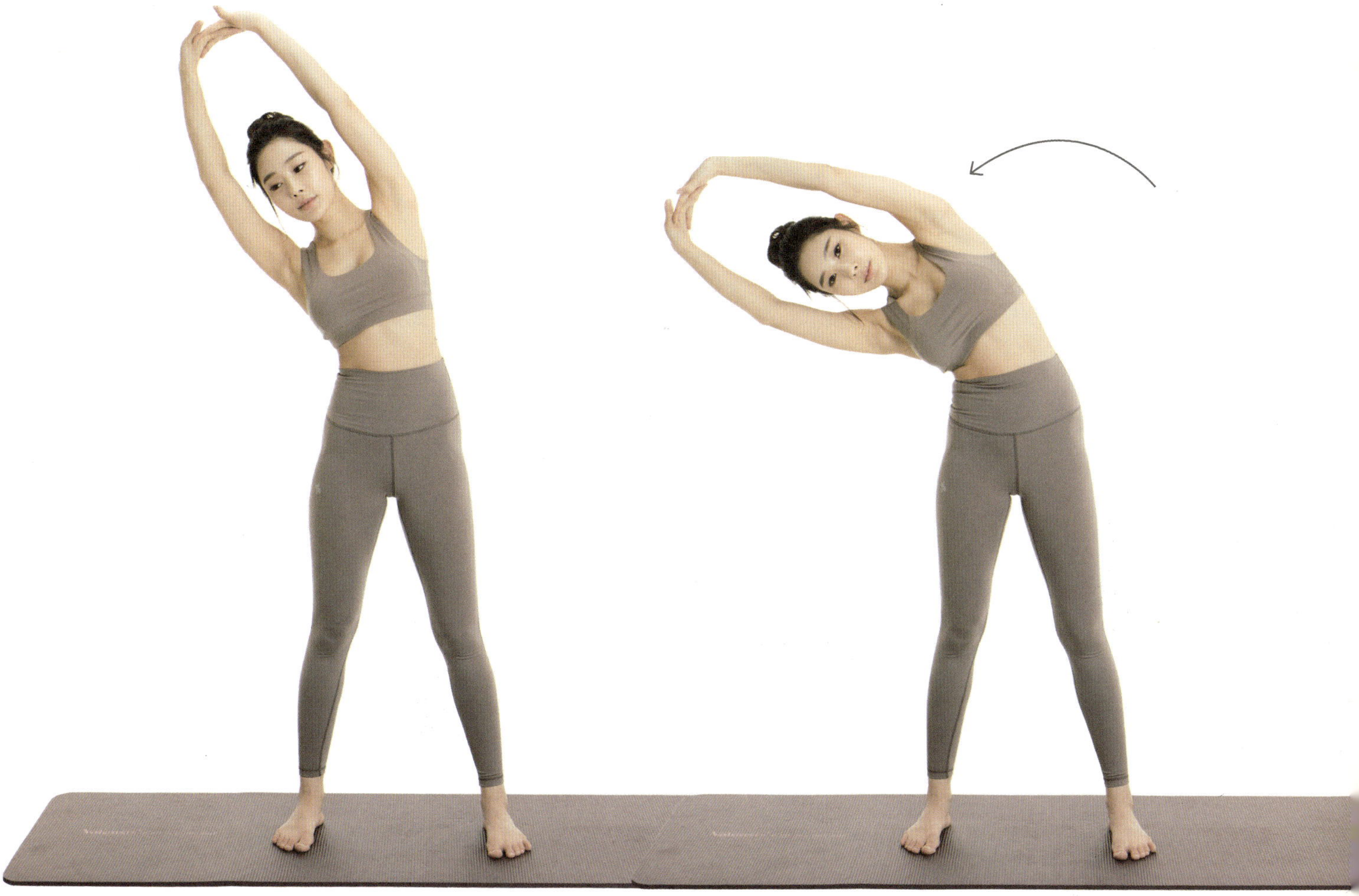

2 호흡을 마시면서 천천히 오른쪽으로 상체를 기울여 5초간 왼쪽 옆구리를 늘려준다. 그다음 다시 호흡을 내쉬면서 엉덩이에 힘을 주고 천천히 제자리로 돌아온다. 이때 늘렸던 왼쪽 옆구리에 힘을 주어 상체를 일으키면 스트레칭뿐만 아니라 복근 운동도 된다. 반대쪽도 같은 방법으로 하여 좌우 번갈아 10회씩 실시한다.

Caution

동작 시 옆구리를 늘린 쪽으로 골반이 빠질 수 있기 때문에 둔근과 허벅지 안쪽에 힘을 주어 하체를 고정하고 골반이 좌우로 움직이지 않게 한다.

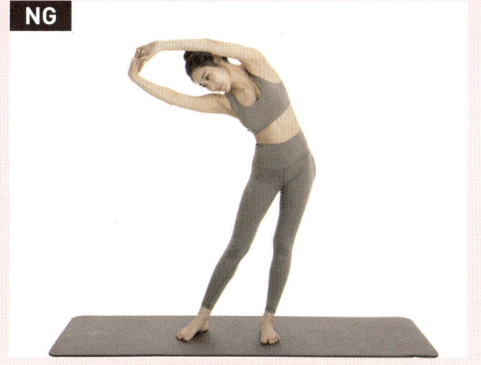
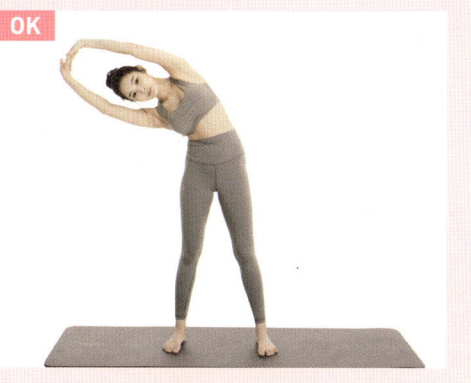

12 — Morning Stretching

롤다운

- **횟수** 10회
- **효과** 척추를 유연하게 하고 허리 건강에도 매우 좋은 동작이다. 특히 척주기립근이 약한 사람은 좋은 효과를 볼 수 있다.

자극 부위

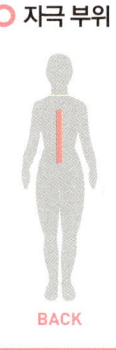

BACK

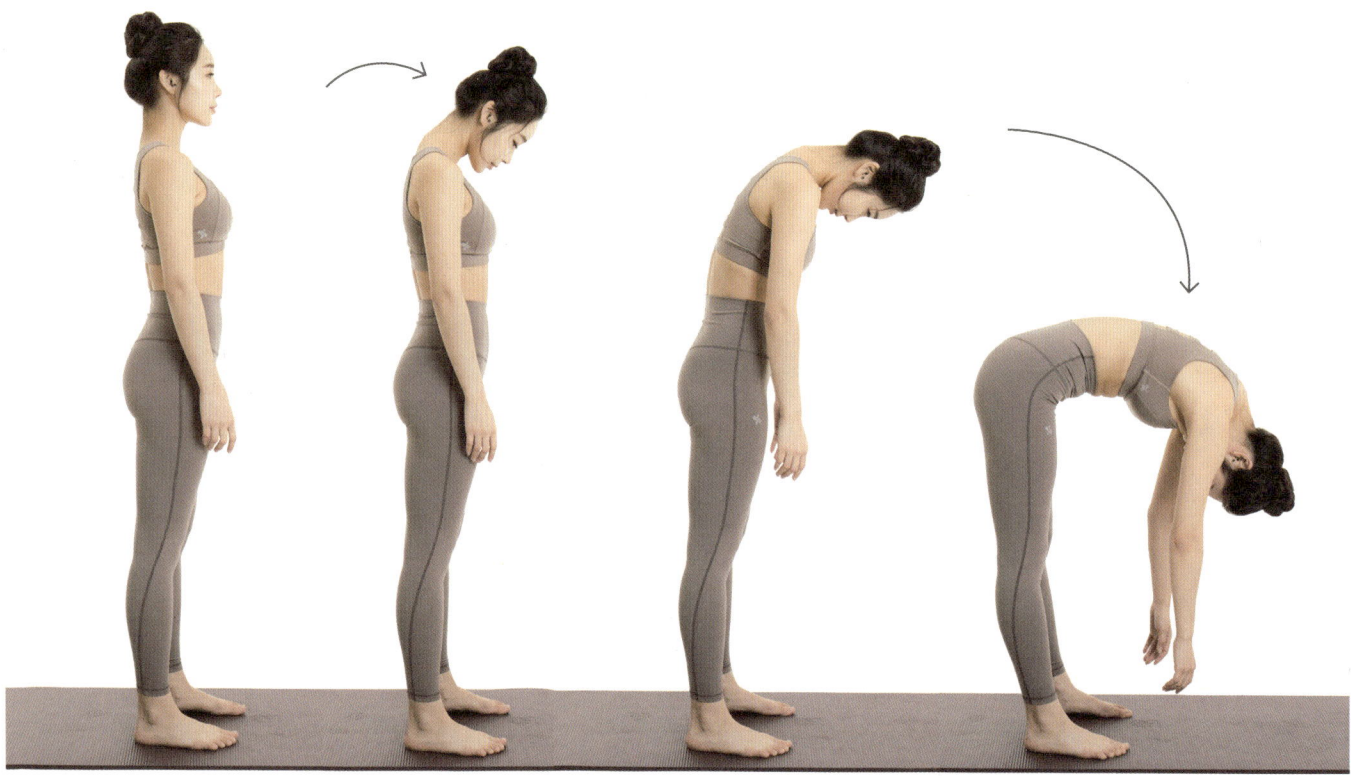

1 다리를 골반너비로 벌리고 서서 엉덩이에 힘을 주고 하체를 고정한다. 그다음 팔에 힘을 빼고 호흡을 내쉬면서 머리 – 가슴 – 복부 순으로 척추를 하나씩 움직여 천천히 8초 동안 등을 동그랗게 말아 내려간다. 다 내려가면 호흡을 마시면서 2초간 자세를 유지한다.

TIP
척추 뼈 하나하나에 집중하면서 동작을 실시하자. 척추가 유연하지 못하면 척추의 분절을 느끼기 어려울 수가 있는데 이때는 다리를 몸보다 약간 앞에 두고 벽에 기댄 상태에서 동작을 실시하자.

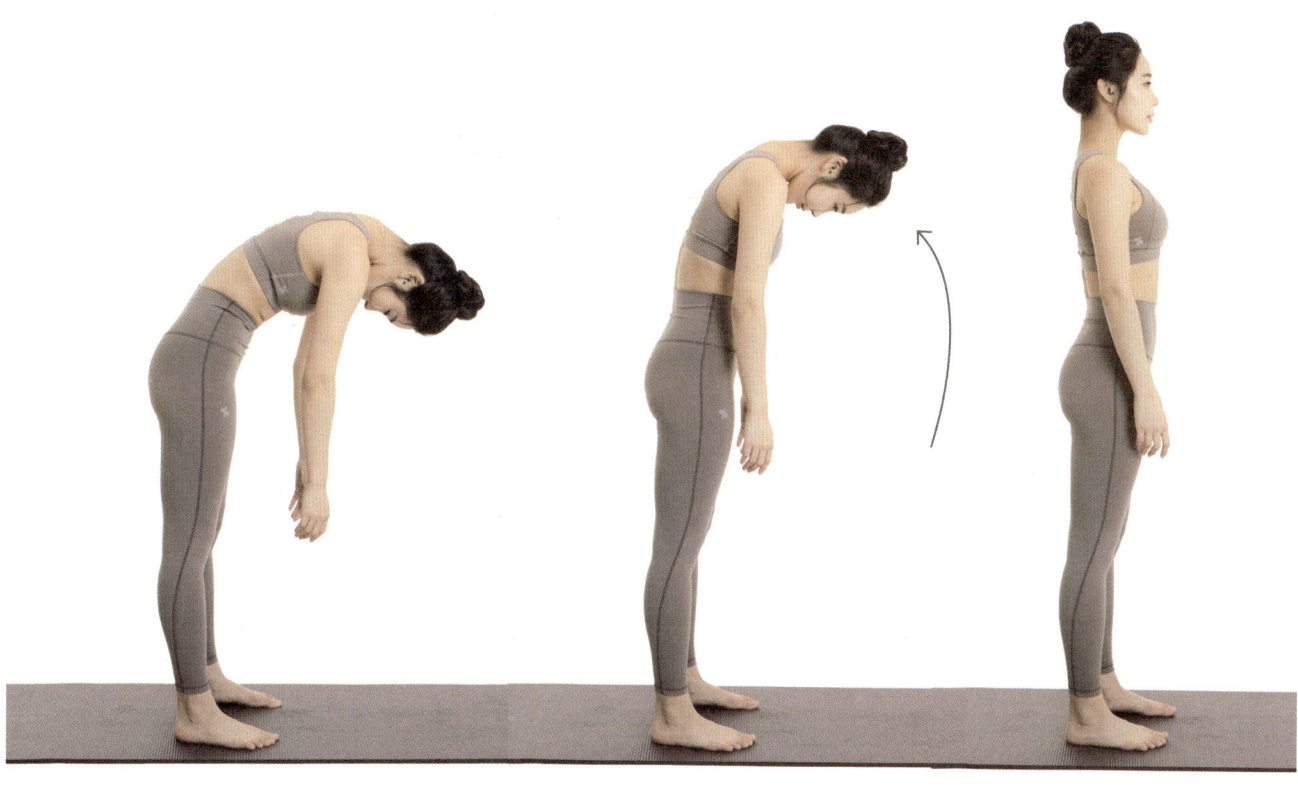

2 다시 호흡을 내쉬면서 엉덩이에 힘을 주고 골반부터 상체까지 탑을 쌓는 느낌으로 척추를 하나씩 움직여 천천히 8초 동안 제자리로 돌아온다. 다 올라오면 호흡을 마시면서 2초간 자세를 유지하고 동작을 10회 실시한다.

독수리 자세

- **횟수** 20초간 자세 유지, 좌우 3회
- **효과** 골반과 몸의 좌우 균형을 맞춰주고 어깨 근육과 엉덩이 근육을 이완시키는 동작이다. 탄력 있는 허벅지를 만드는 데 아주 좋은 효과가 있다.

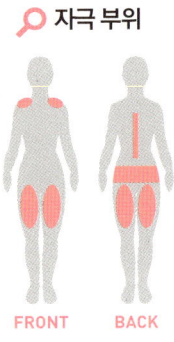

자극 부위

FRONT   BACK

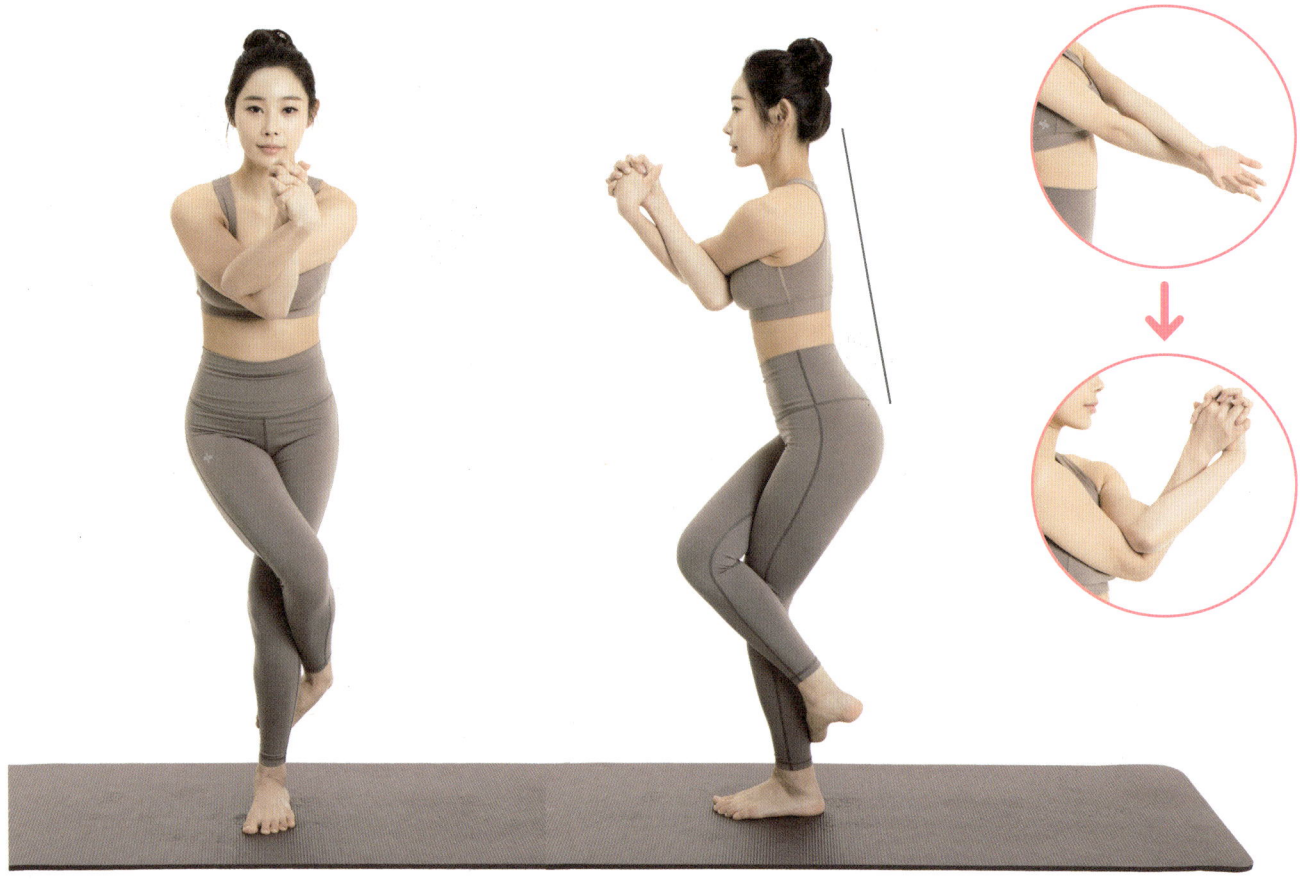

1 다리를 모으고 서서 오른쪽 다리를 왼쪽 다리 앞으로 감아준다. 그다음 코끼리 코를 만들 듯이 오른팔을 왼쪽 팔꿈치 밑으로 내려서 팔꿈치를 접고 왼팔을 돌려서 깍지를 낀다.

> **TIP**
> 다리는 감을 수 있는 만큼만 동작하고 팔 모양 잡기가 어렵다면 양팔을 교차하여 몸을 감싸는 동작으로 대체하자.

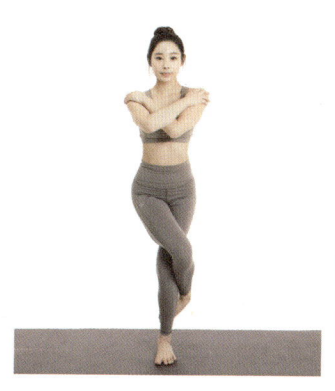

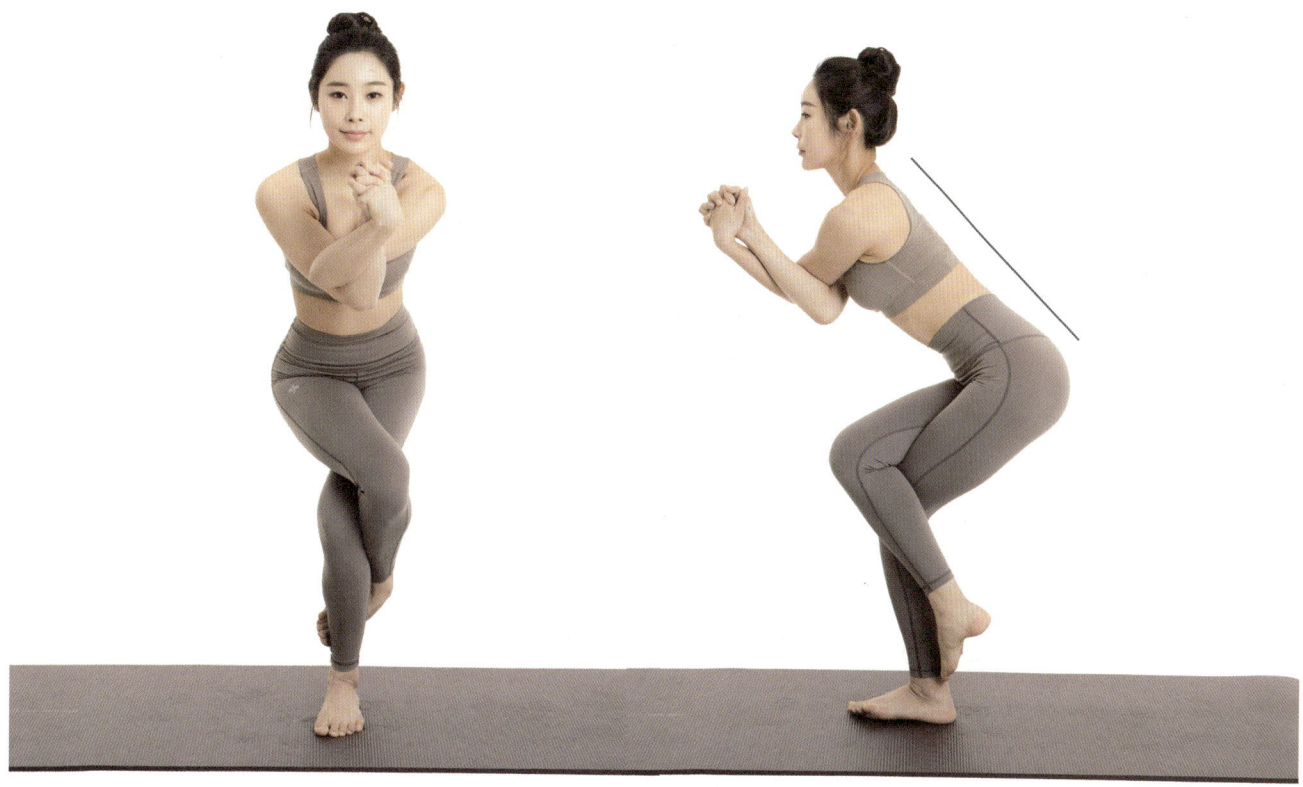

2 엉덩이를 뒤로 빼면서 무릎을 굽히고 20초간 자세를 유지한다. 밸런스를 잘 잡아야 하므로 많은 집중력이 필요한 동작이다. 다리를 서로 밀착시켜서 한쪽 다리로 균형을 잘 잡고 어깨와 허리를 똑바로 세워서 상체가 구부러지지 않게 하자. 팔과 다리를 반대로 바꿔서도 같은 방법으로 하여 번갈아 3회씩 실시한다.

14 Morning Stretching

상체 숙여 비틀기

- **횟수** 15초, 좌우 4회
- **효과** 등을 순환시켜 척추의 유연성을 길러주고 종아리와 허벅지를 이완시켜 아름다운 각선미를 만드는 데 도움이 되는 동작이다. 또한 복부를 마사지하는 효과도 있어 소화불량과 변비에도 도움을 준다.

자극 부위

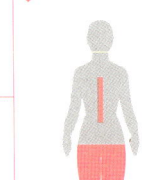

BACK

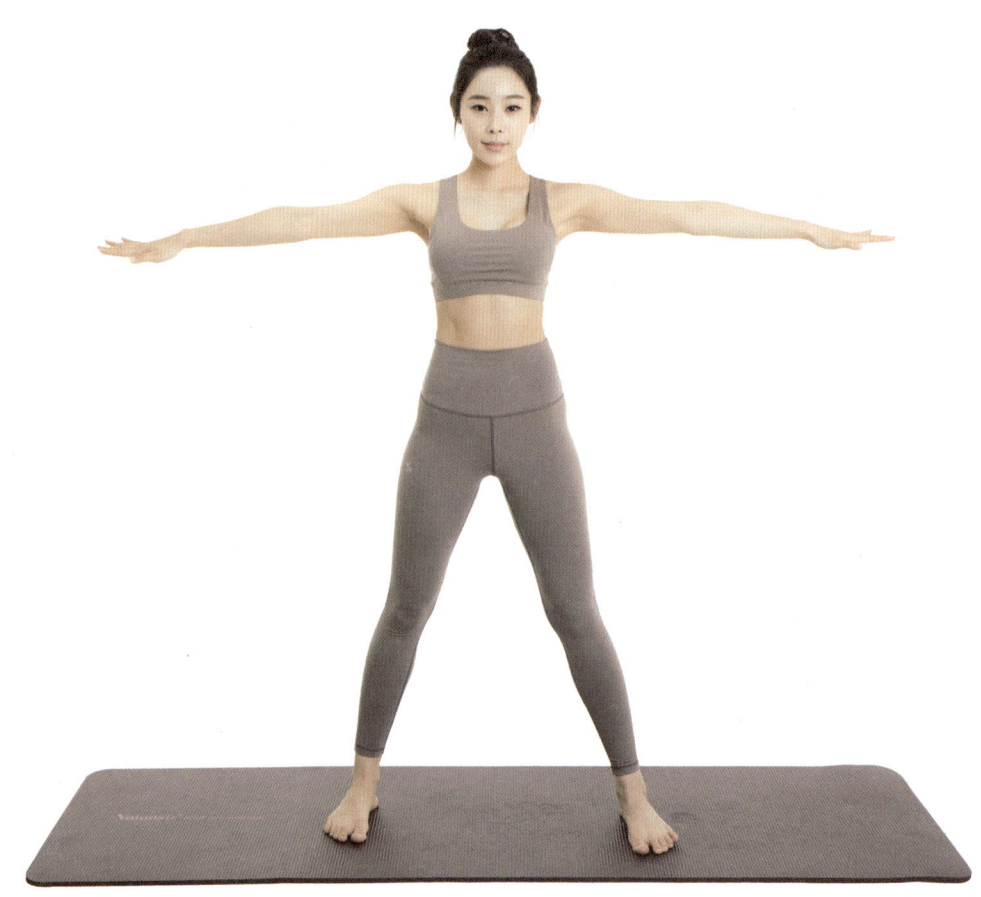

1   다리를 넓게 벌리고 서서 양팔을 옆으로 뻗고 허리를 편다.

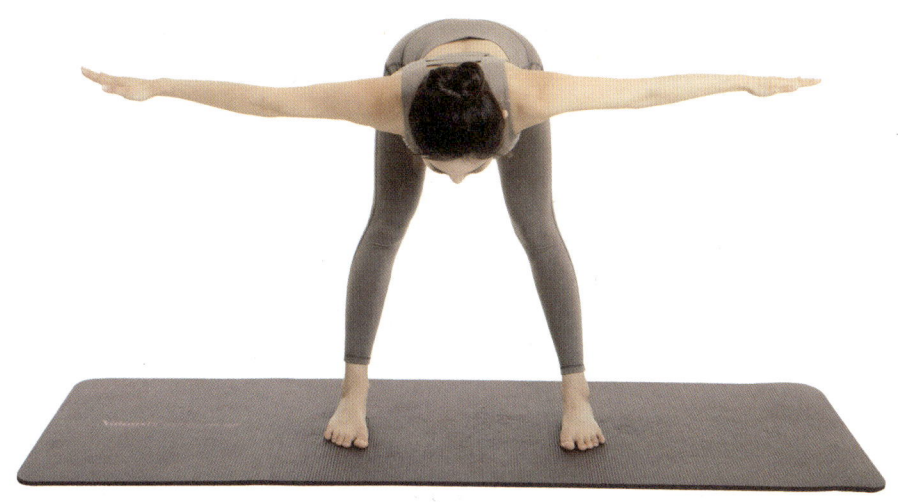

2   그다음 바닥과 수평이 되게 상체를 숙여서 종아리를 늘려준다.

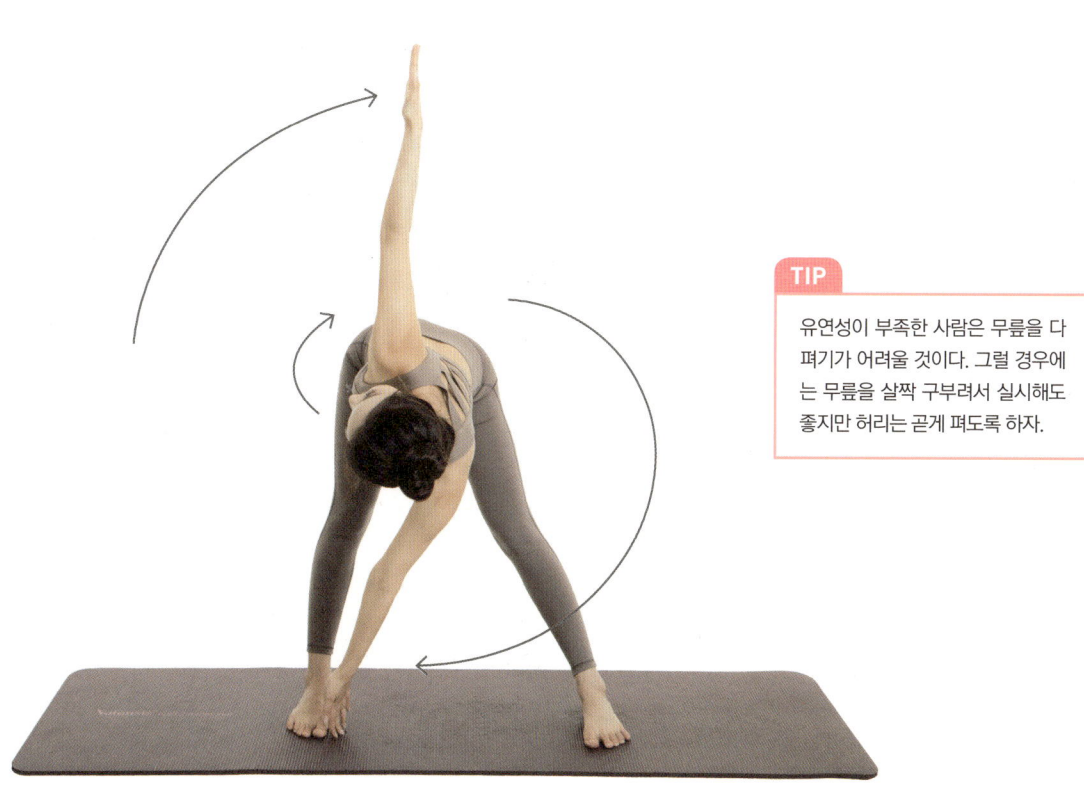

TIP
유연성이 부족한 사람은 무릎을 다 펴기가 어려울 것이다. 그럴 경우에는 무릎을 살짝 구부려서 실시해도 좋지만 허리는 곧게 펴도록 하자.

3   호흡을 내쉬면서 상체를 오른쪽으로 돌려 몸 전체를 비틀어 준다. 고개도 오른쪽으로 돌려 시선은 오른손 끝을 바라보자. 자세를 15초간 유지한 후 다시 제자리로 돌아오고 반대쪽도 같은 방법으로 하여 좌우 번갈아 4회씩 실시한다.

15 Morning Stretching

겨드랑이 림프선 스트레칭

- **횟수** 20초간 자세 유지, 좌우 5회
- **효과** 림프순환을 원활하게 해주어 몸에 쌓인 부종을 완화하고 노폐물을 제거하는 데 도움을 주는 동작이다. 또한 팔뚝 살을 빼는 효과도 있다.

자극 부위

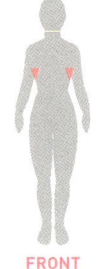

FRONT

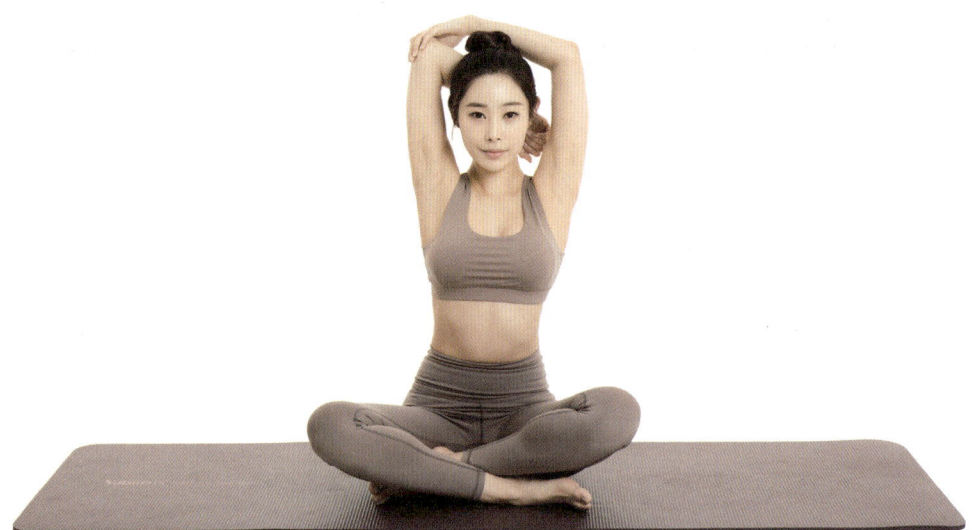

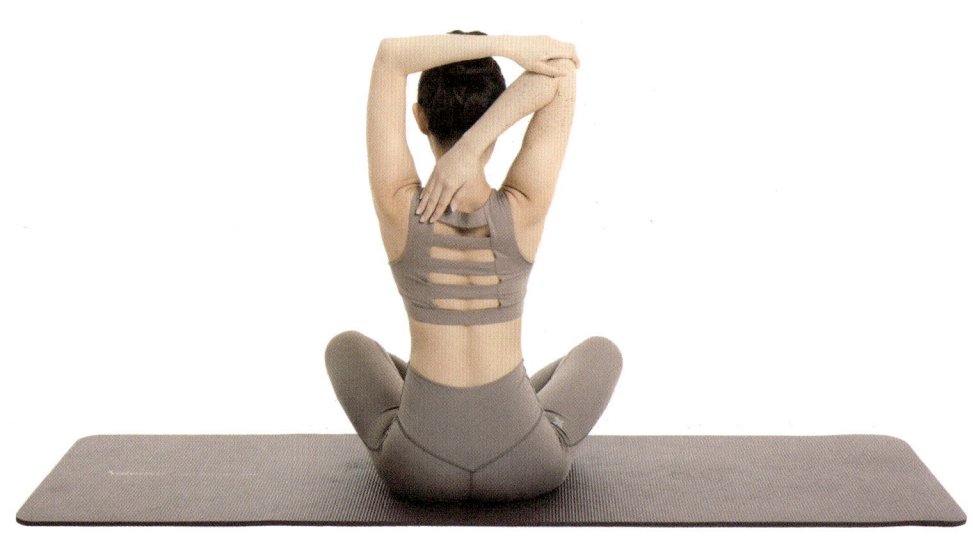

1 매트에 앉아 오른쪽 팔꿈치를 접고 귀 옆으로 들어 올린다. 그다음 왼손을 머리 위로 들어 오른쪽 팔꿈치를 잡는다.

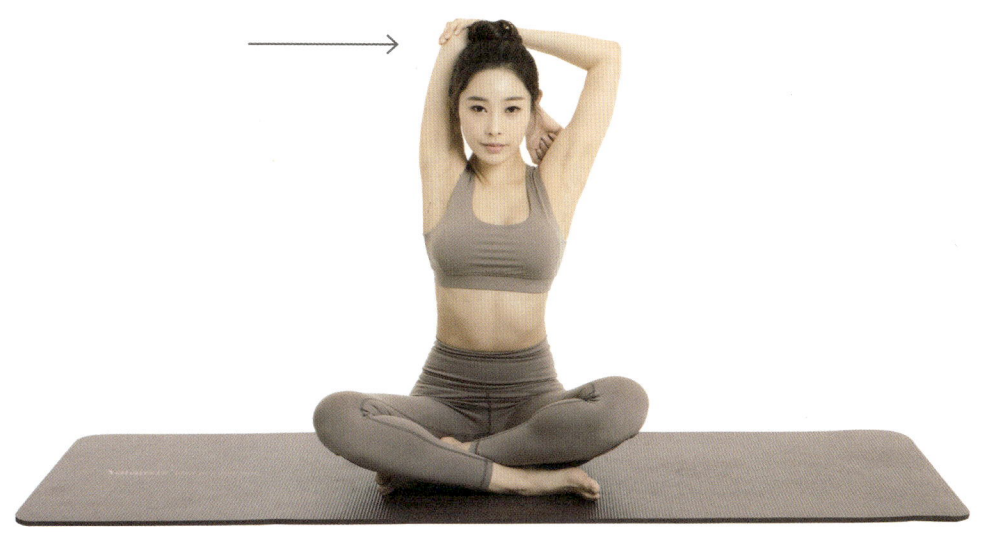

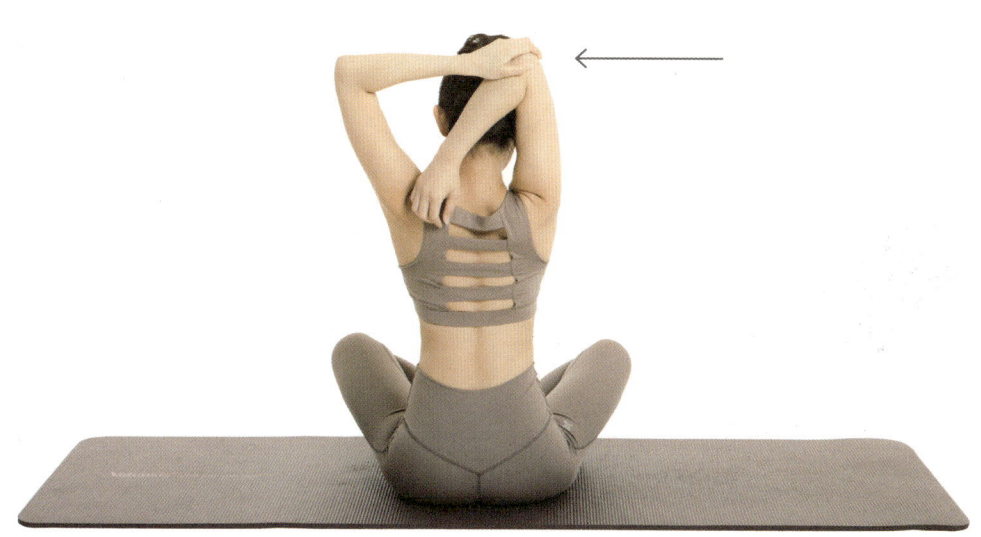

2. 오른쪽 팔꿈치가 머리 뒤로 넘어오도록 당기고 20초간 자세를 유지한다. 팔꿈치를 당길 때 겨드랑이 안쪽과 견갑골이 같이 늘어나는 느낌이 들어야 한다. 동작 시 힘을 빼고 상체가 구부러지지 않도록 주의하자. 반대쪽도 같은 방법으로 하여 좌우 번갈아 5회씩 실시한다.

16 — Morning Stretching

시저스

- **횟수** 좌우 10회
- **효과** 복부지방을 태우는 스트레칭으로 다리를 예쁘게 만들어주는 동작이다.
  복부에 어느 정도 근력이 있다면 제시한 것보다 횟수를 더 늘려서 실시해도 좋다.

자극 부위

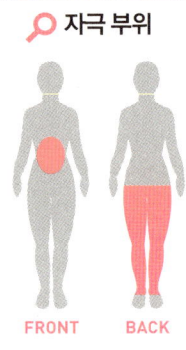

FRONT BACK

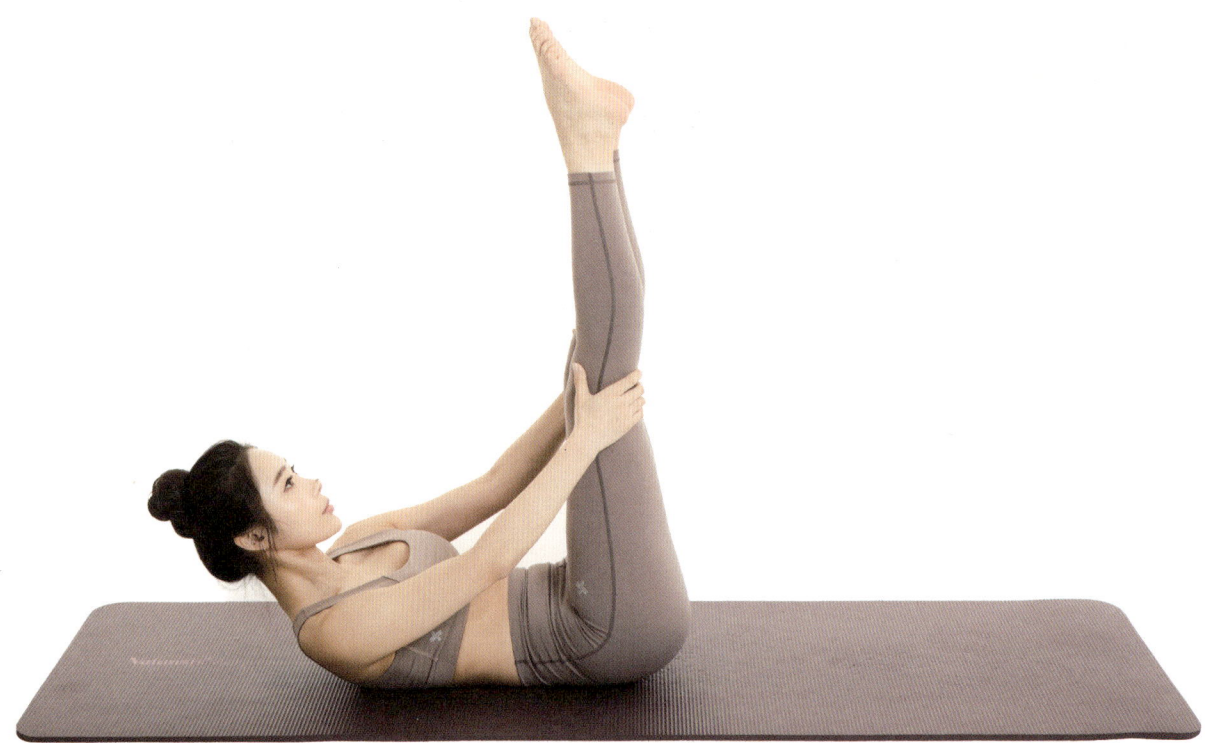

1 매트 위에 누운 다음 양쪽 다리를 쭉 펴서 위로 들어 올리고 상체도 머리부터 가슴 밑선까지 들어 올린다. 양손은 무릎 양옆을 잡는다.

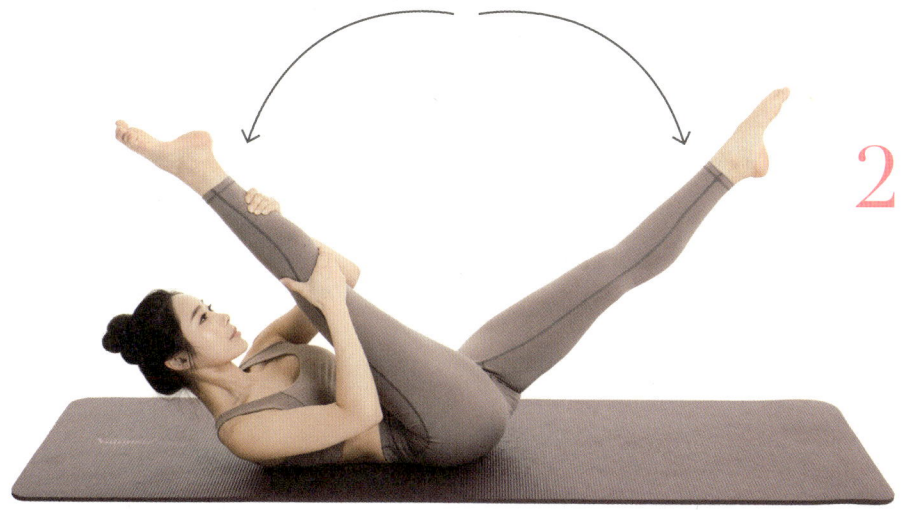

2 그 상태로 호흡을 내쉬면서 오른쪽 다리를 몸쪽으로 당기고 왼쪽 다리는 바닥 쪽으로 내린다. 이때 오른손은 오른쪽 다리 종아리 부분을 잡고 왼손은 발목 부분을 잡아서 몸쪽으로 당긴다. 두 다리가 같은 간격으로 움직이게 하고 몸쪽으로 당긴 다리의 종아리와 허벅지 뒤쪽을 스트레칭하는 것에 집중하여 동작한다.

3 다시 호흡을 마시면서 다리를 모으고 양손을 무릎 양옆에 댄다. 그다음 호흡을 내쉬면서 다리를 바꿔서 동작하여 좌우 번갈아 10회씩 실시한다. 동작 시 복근에 힘을 주어 상체를 계속 든 상태로 유지해야 한다.

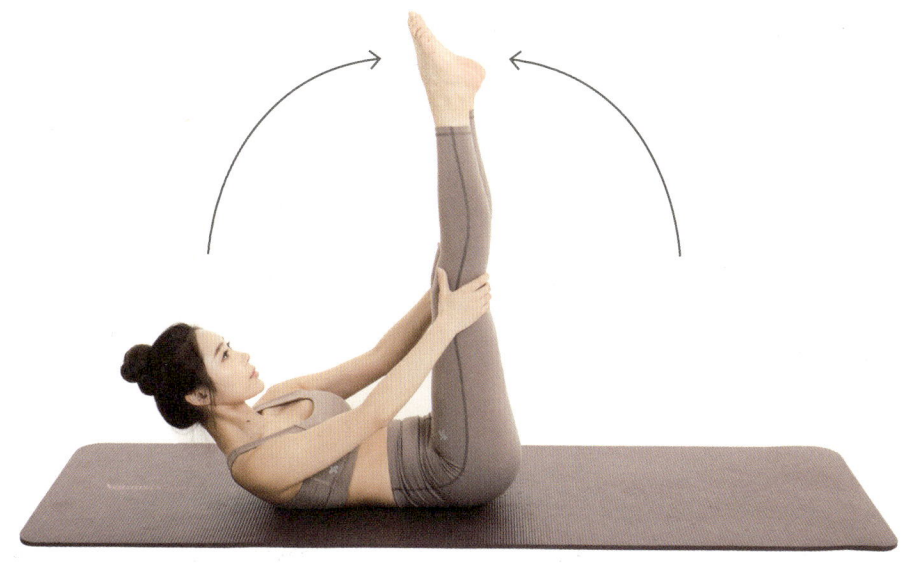

TIP
동작 중에 목이 아프다면 머리 뒤로 깍지를 끼고 실시하자. 그래도 목이 아프면 머리와 팔을 바닥에 두고 다리만 움직인다.

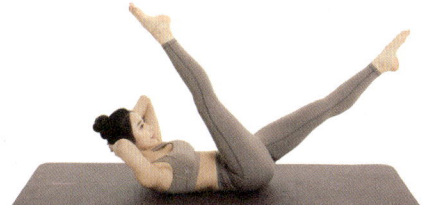
❶ 머리 뒤로 깍지를 낀 자세

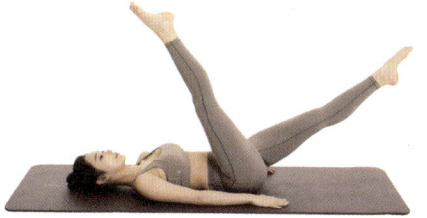
❷ 머리와 팔을 바닥에 둔 자세

17 Morning Stretching

전신 머메이드

- **횟수** 5초간 자세 유지, 좌우 10회
- **효과** 코어를 강화하고 체지방과 옆구리 살을 빼는 동작이다.
  근력 강화까지 가능한 전신운동이고 운동 효과가 좋으니 동작을 잘 따라 해보자.

자극 부위

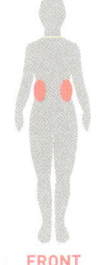

FRONT

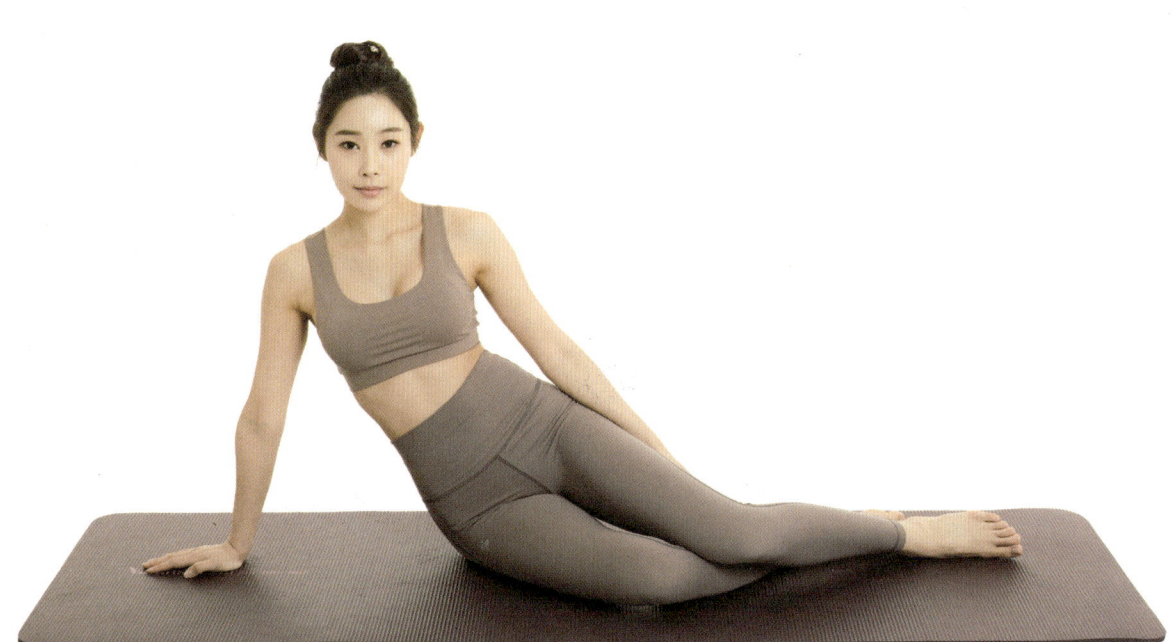

1 다리를 왼쪽으로 포개서 오른쪽 다리 위에 왼쪽 다리가 있게 하고 무릎을 살짝 구부려 앉는다. 이때 오른발은 왼발 뒤에 위치하고 몸을 오른쪽으로 비스듬히 기울여 오른손으로 바닥을 짚는다. 마치 인어공주처럼 앉는다고 생각하면 된다.

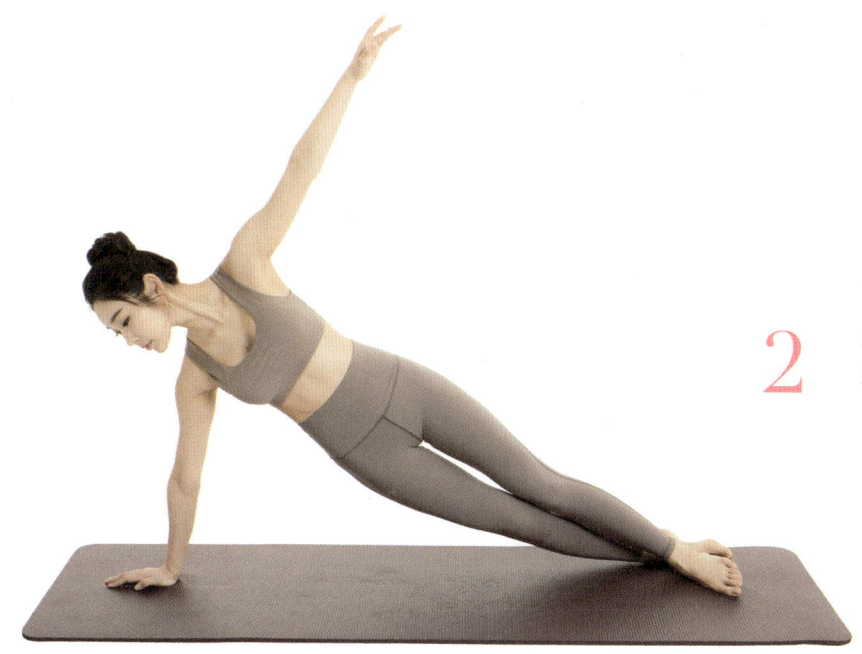

2 그 상태로 양쪽 무릎을 펴면서 골반을 위로 들어 올리고 왼팔을 머리 위로 올린다.

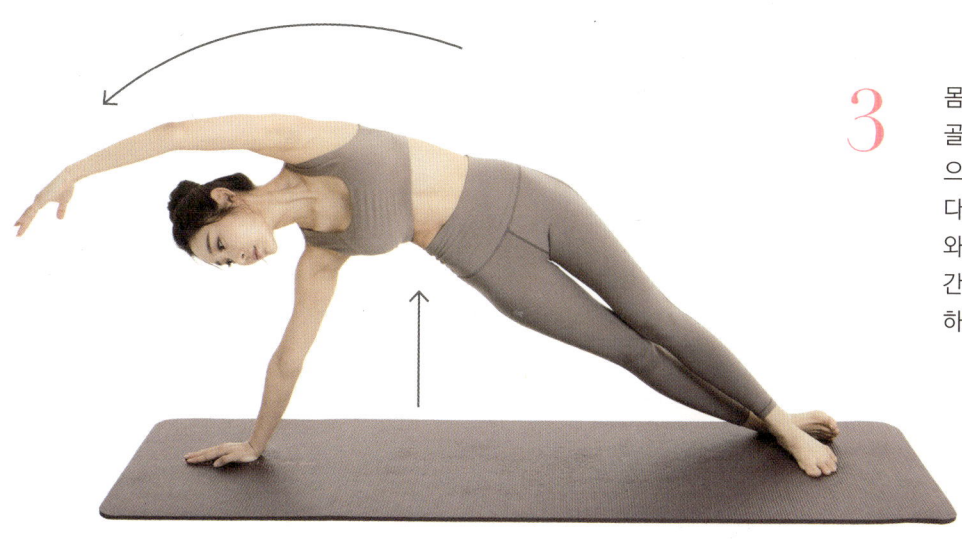

3 몸이 최대한 아치 모양이 되도록 오른쪽 골반을 위로 밀고 왼팔과 머리를 바닥 쪽으로 향하게 해서 왼쪽 옆구리를 늘려준다. 동작 시 자세가 무너지지 않도록 복부와 엉덩이, 허벅지 안쪽에 힘을 주고 5초간 자세를 유지한다. 동작을 10회 반복하고 반대쪽도 똑같이 실시한다.

TIP

손목이 약한 사람은 팔꿈치를 바닥에 대고 실시해도 좋지만 골반을 들 수 있는 범위가 작아지기 때문에 옆구리와 어깨에 힘이 더 들어간다. 따라서 팔꿈치를 바닥에 대고 실시할 때는 5초씩 3회 정도로만 실시하자. 동작 시 머리와 등이 구부러지지 않도록 한다.

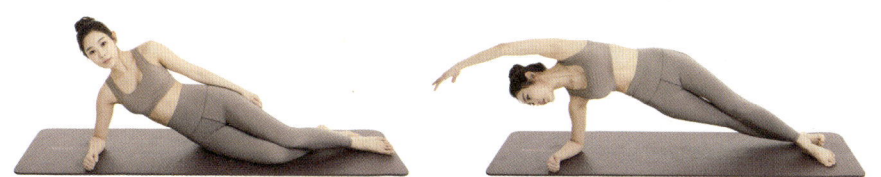

Part 1 아침 스트레칭

18 — Morning Stretching

숄더 스트레칭

- **횟수** 5초간 자세 유지, 좌우 10회
- **효과** 어깨의 가동범위를 늘려주어 어깨 부상을 방지할 수 있고 운동 효과를 높일 수 있는 동작이다. 또한 말린 어깨를 펴주고 목 디스크도 예방할 수 있으니 꾸준히 실시하자.

자극 부위

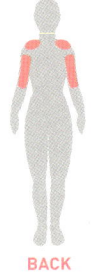

BACK

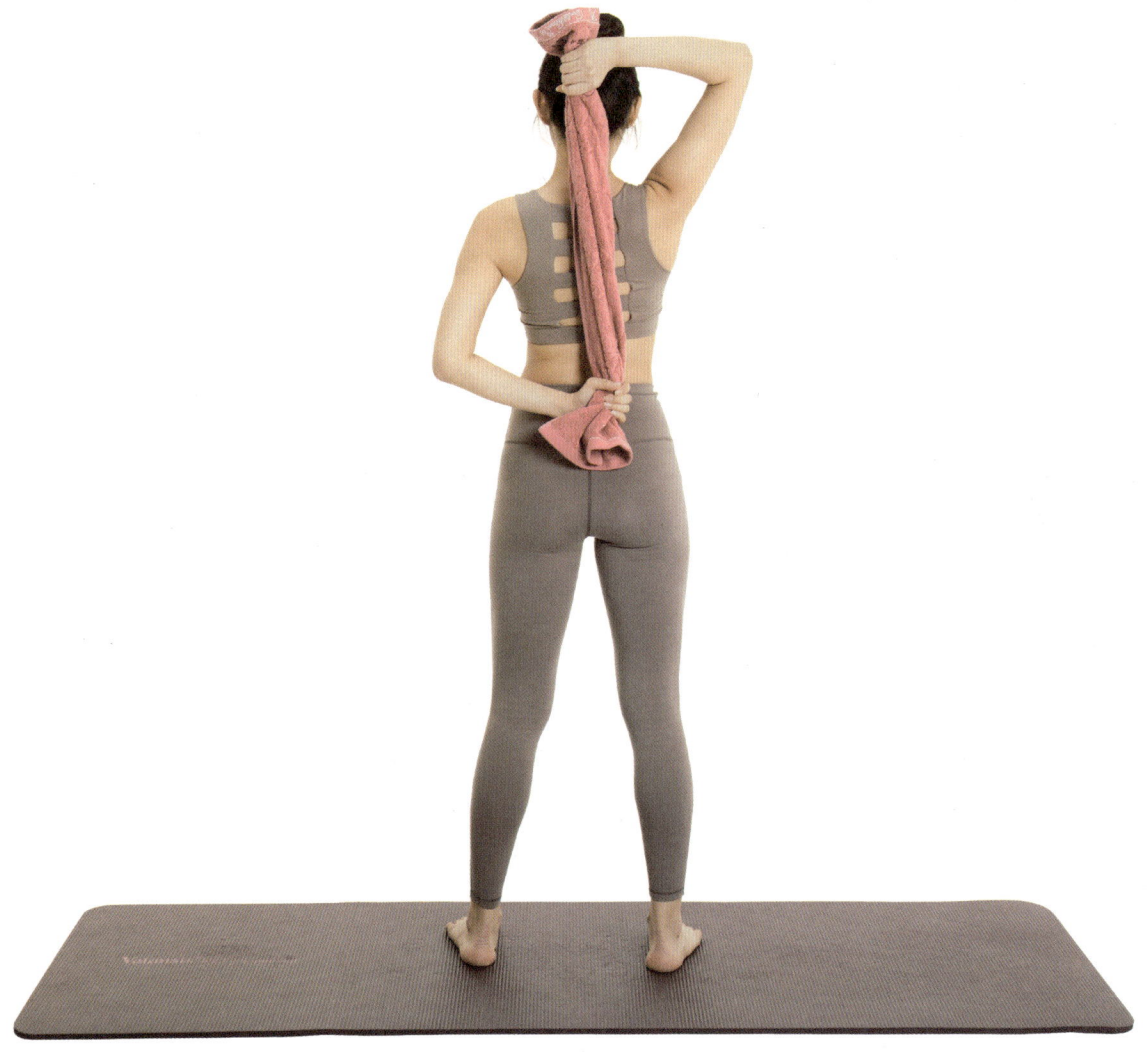

1 오른손으로 수건 한쪽 끝을 잡고 머리 뒤로 넘기면서 팔꿈치를 접는다. 왼손은 수건 반대쪽 끝을 잡고 팽팽하게 만든다.

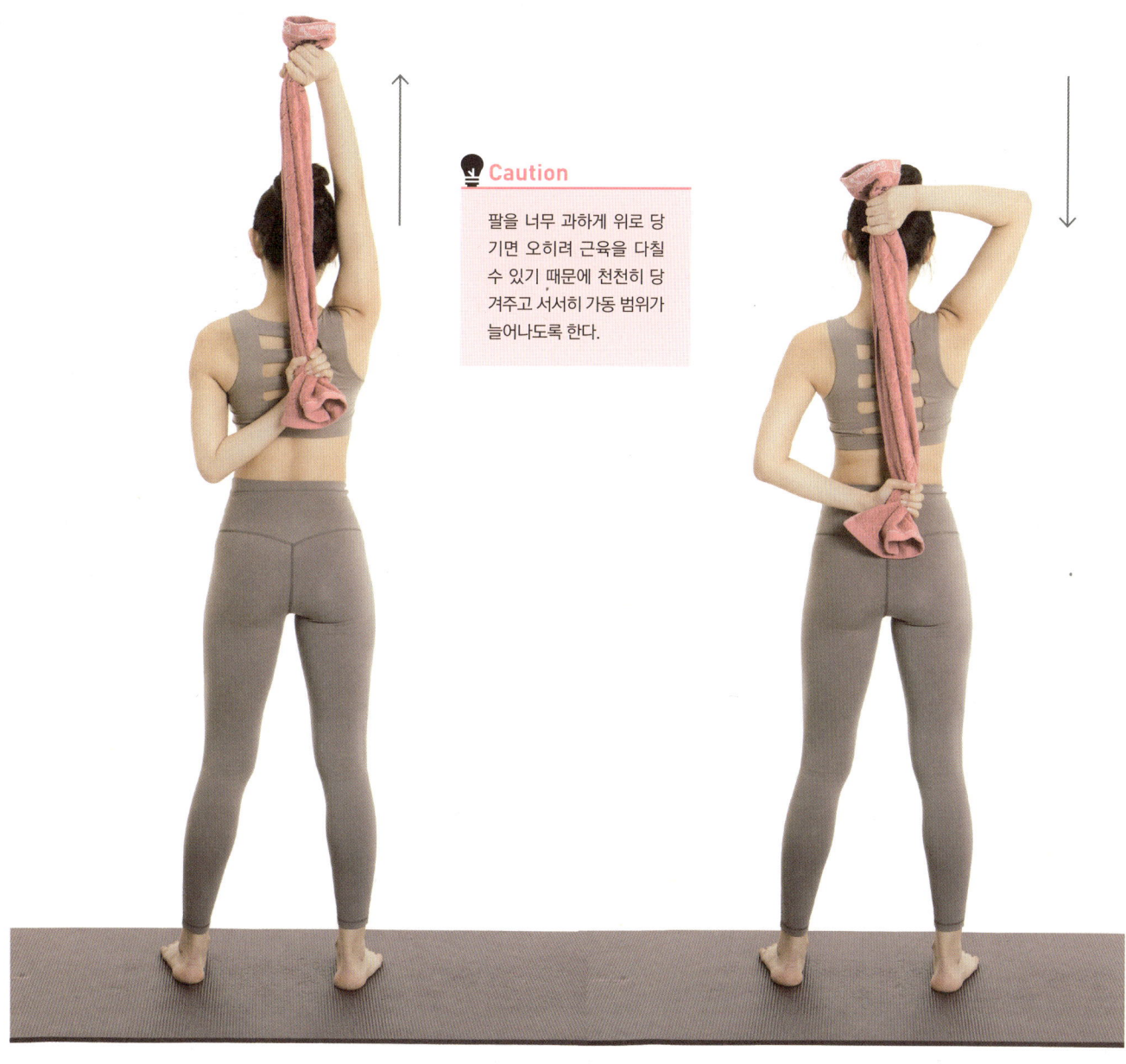

> **Caution**
> 팔을 너무 과하게 위로 당기면 오히려 근육을 다칠 수 있기 때문에 천천히 당겨주고 서서히 가동 범위가 늘어나도록 한다.

2 호흡을 내쉬면서 오른팔을 머리 위로 쭉 펴고 왼쪽 어깨와 가슴을 스트레칭한다. 오른팔을 펼 때 왼팔은 자연스럽게 따라 올라가면서 견갑골에 가깝게 위치하고 5초간 자세를 유지한다.

3 호흡을 마시면서 다시 오른쪽 팔꿈치를 접고 왼쪽 팔꿈치를 천천히 풀어준다. 동작을 10회 반복한 후에 팔을 바꿔서 같은 방법으로 실시한다.

19 Morning Stretching

트라이셉스 스트레칭

- **횟수** 5초간 자세 유지, 좌우 10회
- **효과** 숄더 스트레칭과 같이 어깨의 가동범위를 늘려주어 어깨 부상을 방지할 수 있고 운동 효과를 높일 수 있다. 또한 어깨와 팔 주변 근육을 풀어주어 팔 저림이나 어깨 통증을 완화할 수 있다.

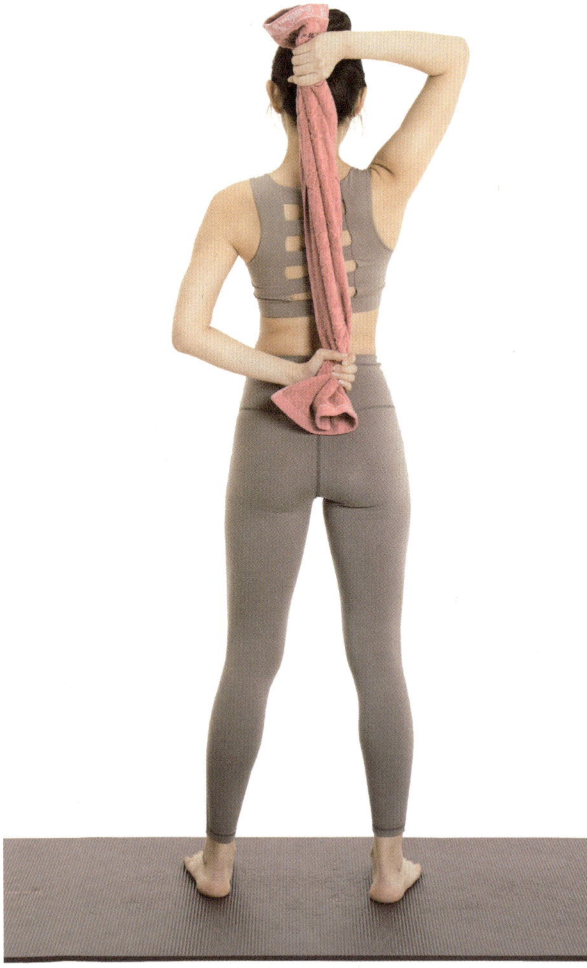

자극 부위

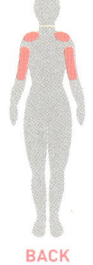

BACK

Caution

팔을 너무 과하게 아래로 당기면 오히려 근육을 다칠 수 있기 때문에 천천히 당겨주고 서서히 가동 범위가 늘어나도록 한다.

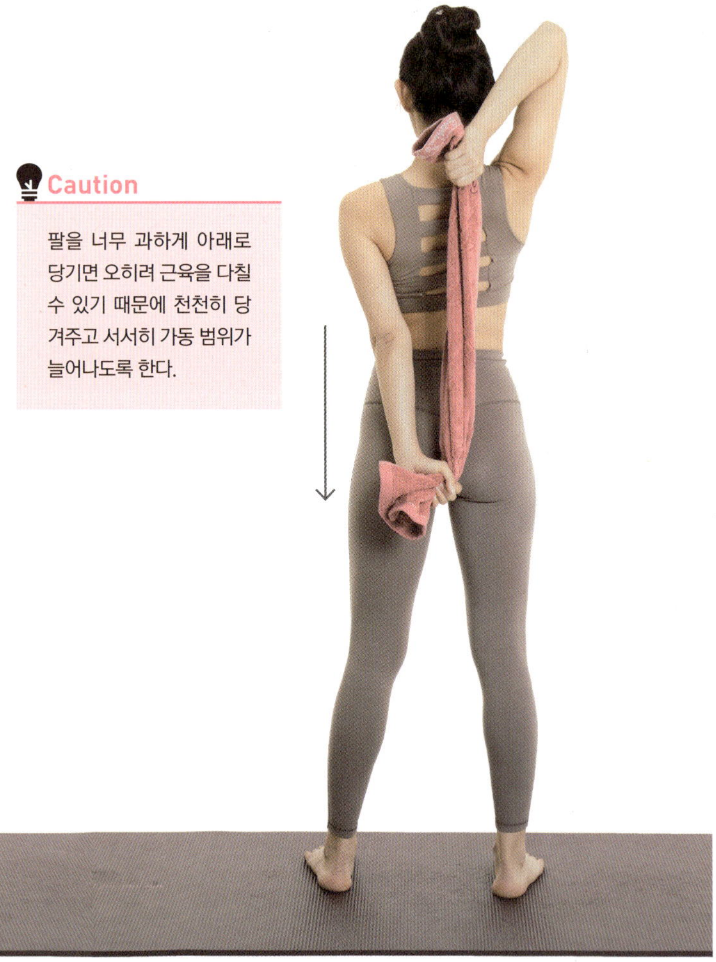

1 오른손으로 수건 한쪽 끝을 잡고 머리 뒤로 넘기면서 팔꿈치를 접는다. 왼손은 수건 반대쪽 끝을 잡고 팽팽하게 만든다.

2 호흡을 내쉬면서 왼팔을 엉덩이 쪽으로 쭉 펴고 오른쪽 어깨와 가슴을 스트레칭한다. 왼팔을 펼 때 오른팔은 자연스럽게 따라 내려가고 5초간 자세를 유지한다.

💡 **Caution**

왼팔을 엉덩이 쪽으로 펼 때 오른쪽 어깨가 열리면서 팔뚝이 스트레칭 될 수 있도록 몸에서 수건을 약간 떨어뜨려 주자.

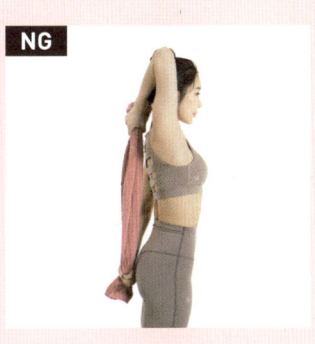
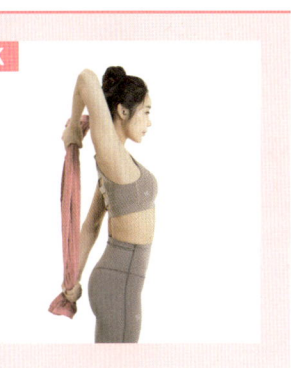

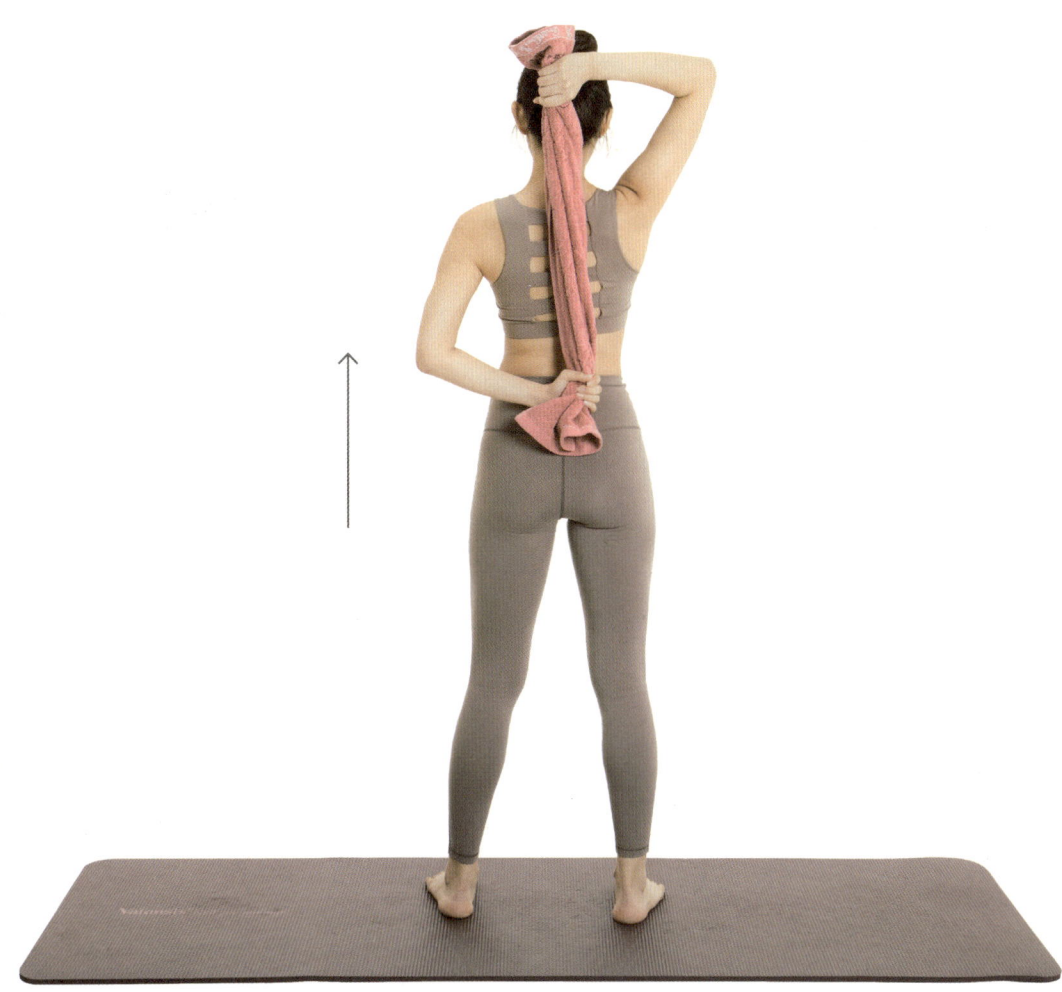

3 호흡을 마시면서 다시 왼쪽 팔꿈치를 접고 오른쪽 팔꿈치를 천천히 풀어준다. 동작을 10회 반복한 후에 팔을 바꿔서 같은 방법으로 실시한다.

20 Morning Stretching

랫 풀 다운

- ⏰ **횟수**   20회
- 🎵 **효과**   말린 어깨와 등을 펼 수 있게 도와주고 군살을 제거하여 매끈한 등 라인을 만들어주는 동작이다.

🔍 **자극 부위**

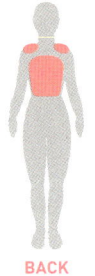

BACK

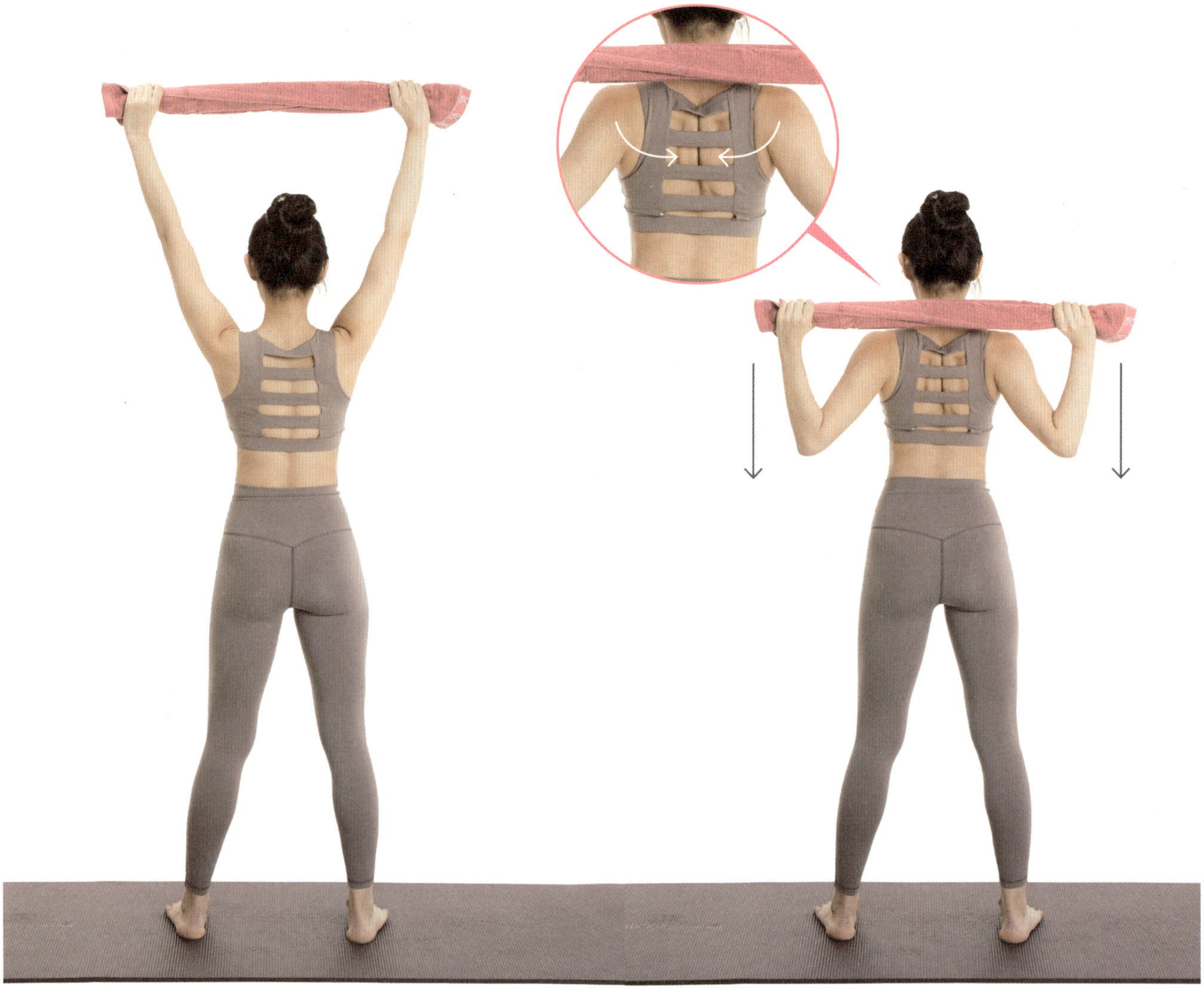

1 수건 양 끝을 팽팽하게 잡고 머리 위로 들어 올린다. 이때 양팔이 귀 뒤로 살짝 넘어가게 한다.

2 호흡을 내쉬면서 머리 뒤로 수건이 오도록 양쪽 팔꿈치를 아래로 당기면서 접는다. 이때 날개뼈를 서로 모아주고 양쪽 팔꿈치를 아래로 찌르듯이 당겨준다.

TIP

어깨가 앞으로 말려 있거나 등이 구부러져 있으면 팔이 머리 뒤로 잘 넘어가지 않는다. 이때는 가슴을 펴고 양팔을 머리 위로 들어서 앞뒤로 움직여 어깨를 유연하게 만들어주는 것부터 시작하자.

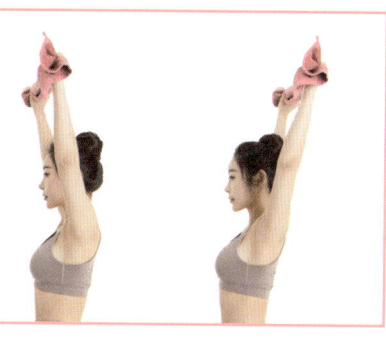

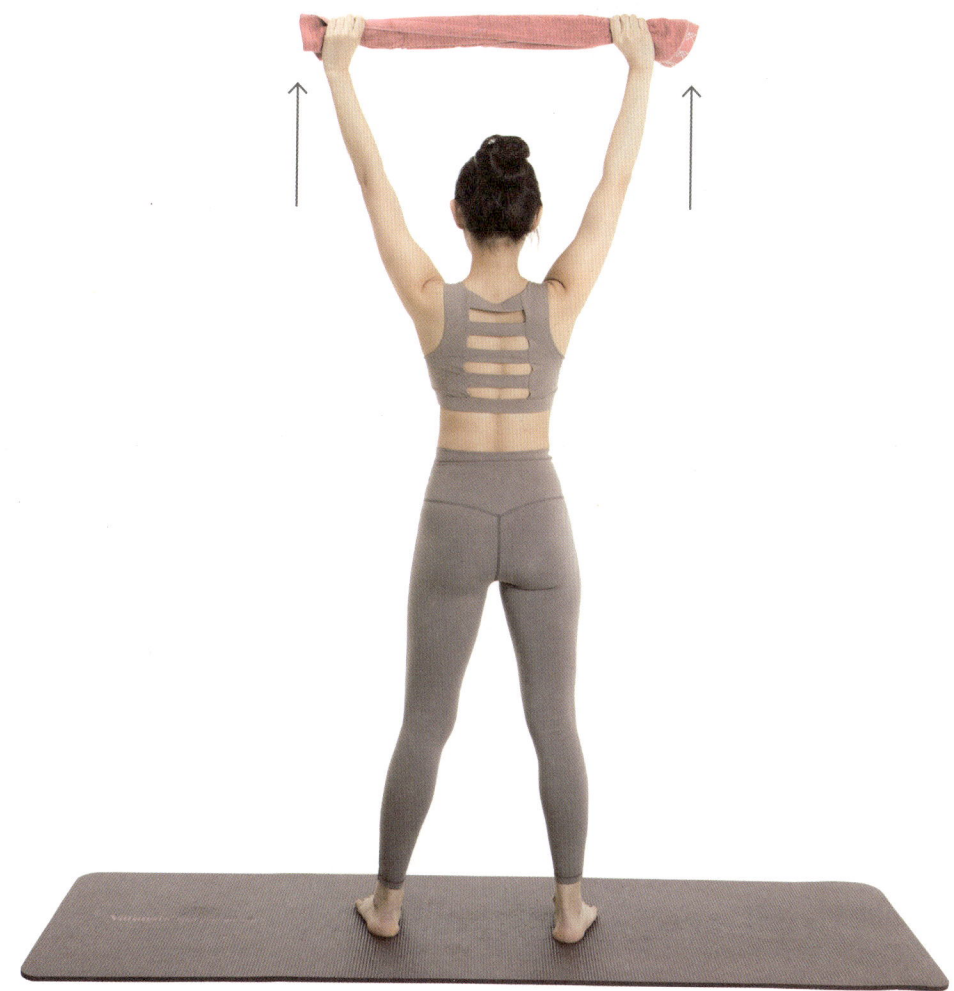

3   다시 호흡을 마시면서 머리 위로 팔꿈치를 펴고 동작을 20회 반복한다.

21 *Morning Stretching*

뒷목 스트레칭

- **횟수** 10초간 자세 유지, 10회
- **효과** 거북목 교정뿐만 아니라 어깨와 목을 시원하게 풀어주는 동작이다.
  거북목을 방치하면 목, 어깨뿐만 아니라 전신의 문제로 이어질 수 있으니 틈틈이 동작을 실시하자.

자극 부위

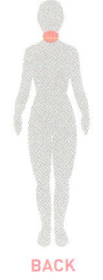

BACK

수건 위치

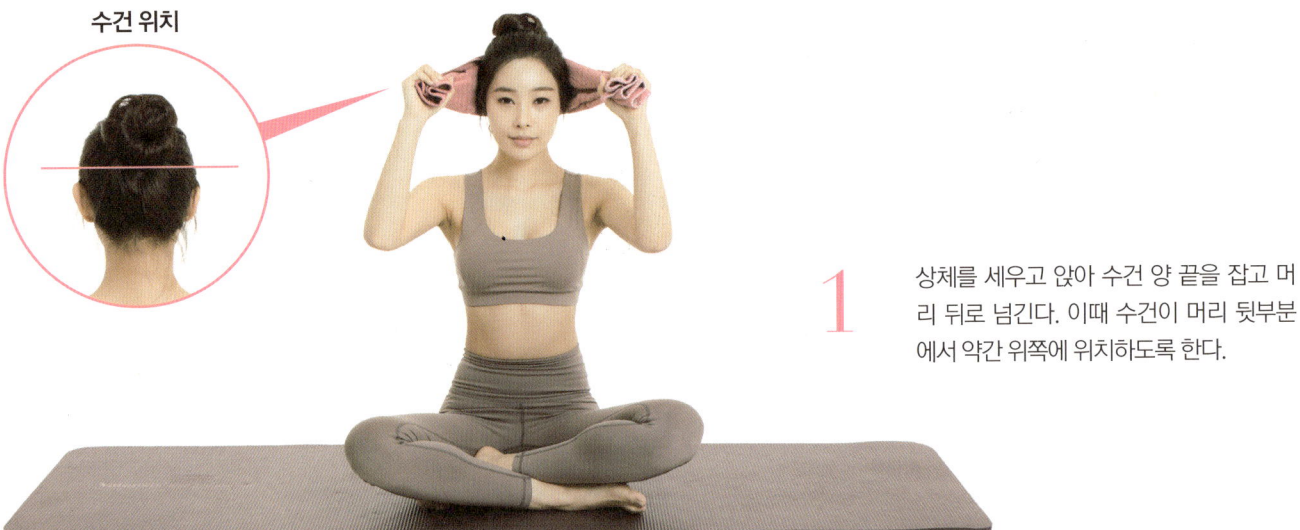

1. 상체를 세우고 앉아 수건 양 끝을 잡고 머리 뒤로 넘긴다. 이때 수건이 머리 뒷부분에서 약간 위쪽에 위치하도록 한다.

2. 수건을 잡은 팔을 앞으로 당기면서 목을 뒤로 밀어 서로 반대 방향으로 힘을 준다. 수건을 머리 뒤에서 아래쪽에 두고 밀면 턱이 들리면서 목이 뒤로 젖혀지기 때문에 머리 뒤에서 약간 위쪽에 위치해야 한다. 10초간 자세를 유지한 후에 5초 정도 목에 힘을 빼는 방식으로 동작을 10회 반복한다.

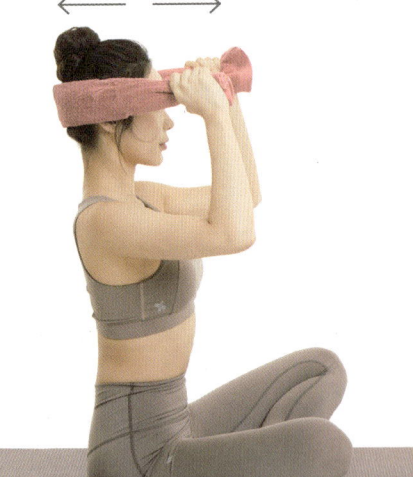

TIP 턱을 몸쪽으로 살짝 당겨서 뒷목이 늘어나는 느낌이 들게 한다.

● 아침 스트레칭 프로그램 5분 / 10분

아침 5분 프로그램

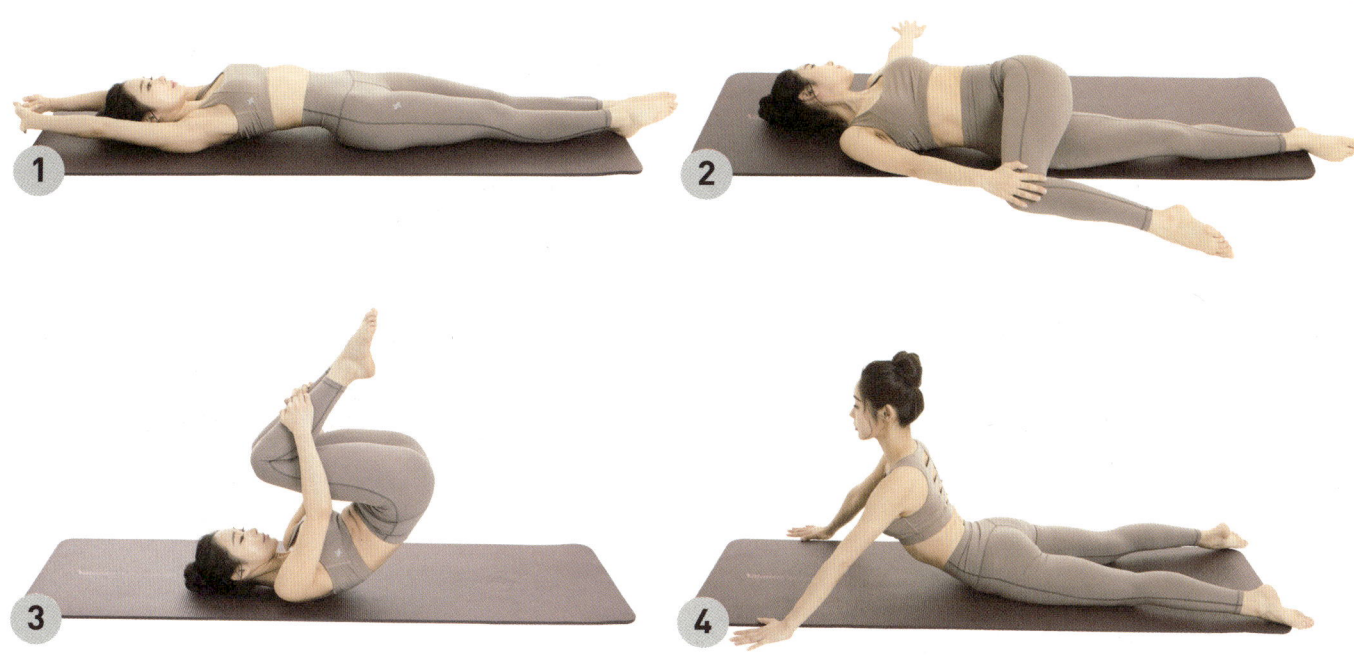

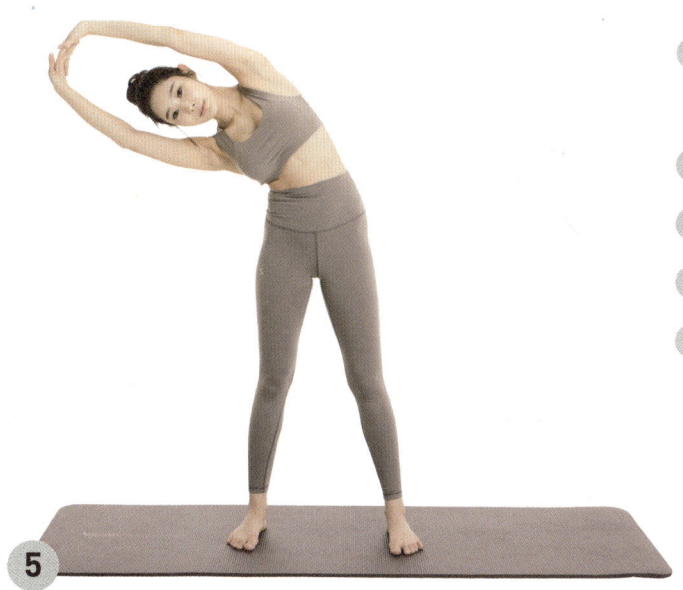

1. 기지개 펴기 후 발목 돌리기 ⏰ 기지개 펴기 10초 5회
   → 발목 돌리기 바깥쪽 5회 → 안쪽 5회
2. 몸통 비틀기 ⏰ 10초, 좌우 2회
3. 롤링 라이크 어 볼 ⏰ 10회
4. 코브라 자세 ⏰ 10초, 5회
5. 옆구리 스트레칭 ⏰ 5초, 좌우 5회

아침 10분 프로그램

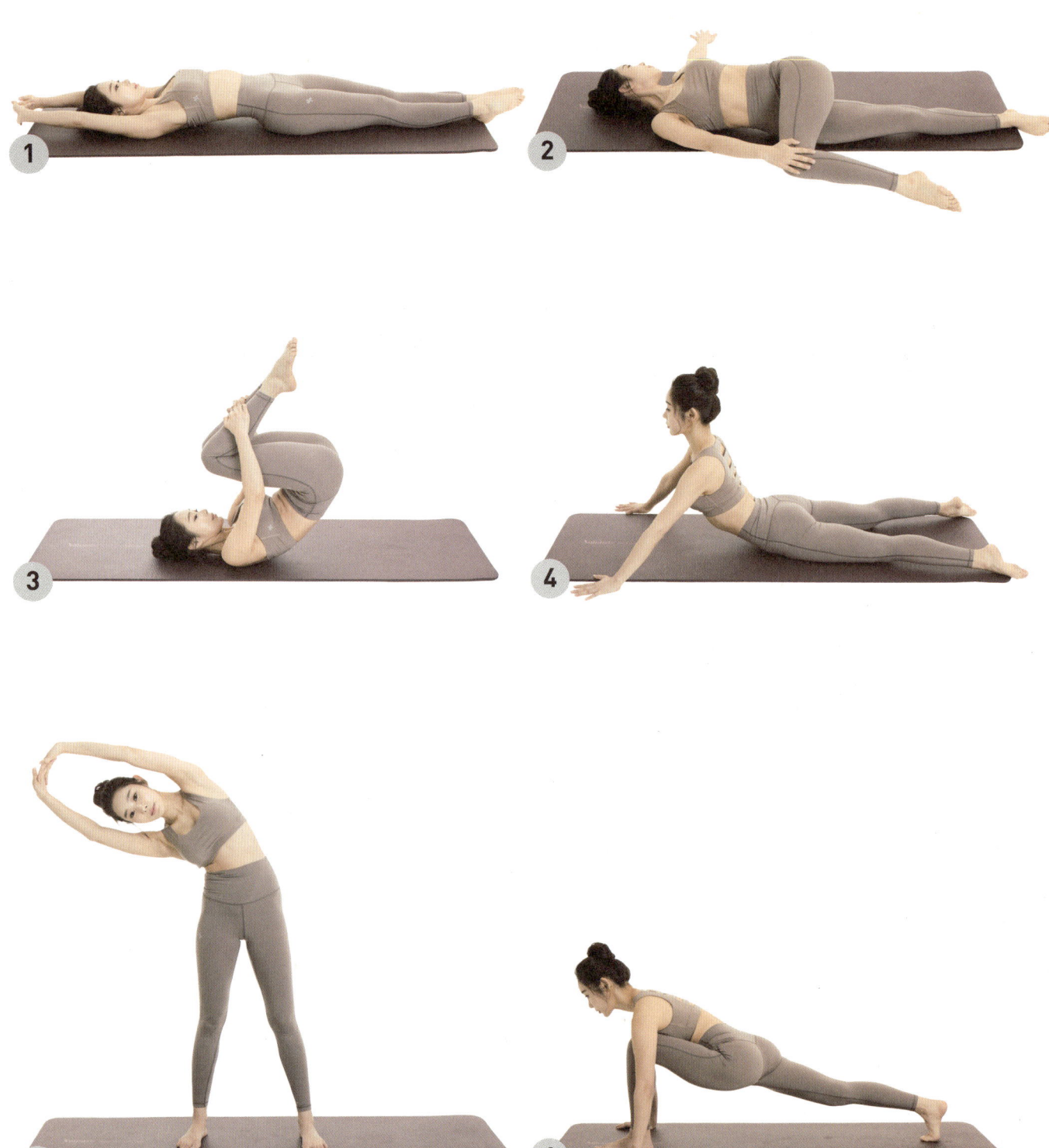

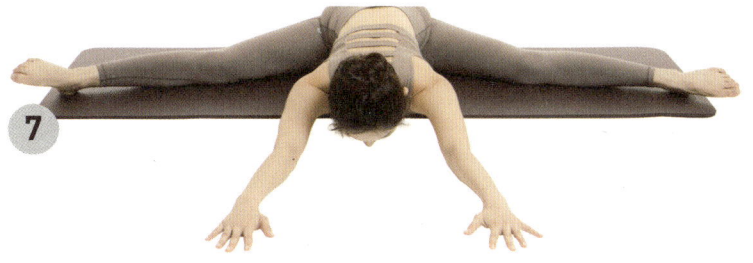

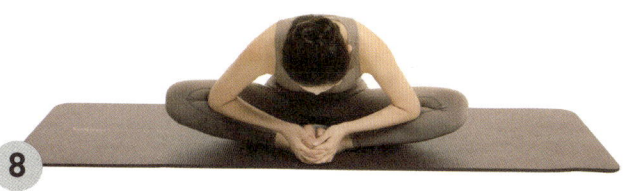

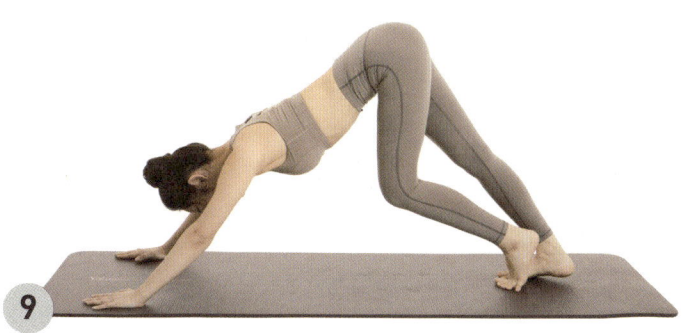

1 기지개 펴기 후 발목 돌리기 ⏰ 기지개 펴기 10초 5회
→ 발목 돌리기 바깥쪽 5회 → 안쪽 5회

2 몸통 비틀기 ⏰ 10초, 좌우 2회

3 롤링 라이크 어 볼 ⏰ 10회

4 코브라 자세 ⏰ 10초, 5회

5 옆구리 스트레칭 ⏰ 5초, 좌우 5회

6 고관절 스트레칭 ⏰ 10초, 좌우 5회

7 내전근 스트레칭 ⏰ 20초×3, 1회

8 나비 자세 ⏰ 10초, 5회

9 다운독 ⏰ 10초, 좌우 5회

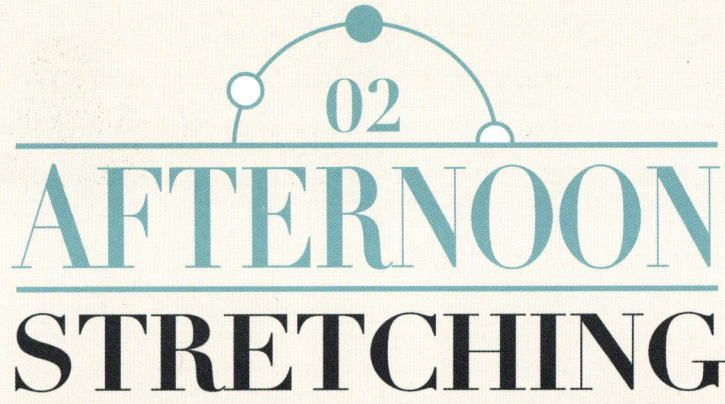

AFTERNOON STRETCHING

점심 스트레칭은 간단하게 업무의 피로를 풀어줄 수 있는 동작들로 구성했다. 사무실에서도 할 수 있으니 틈틈이 실시하여 업무 효율을 높이고 자세를 바르게 유지하자.

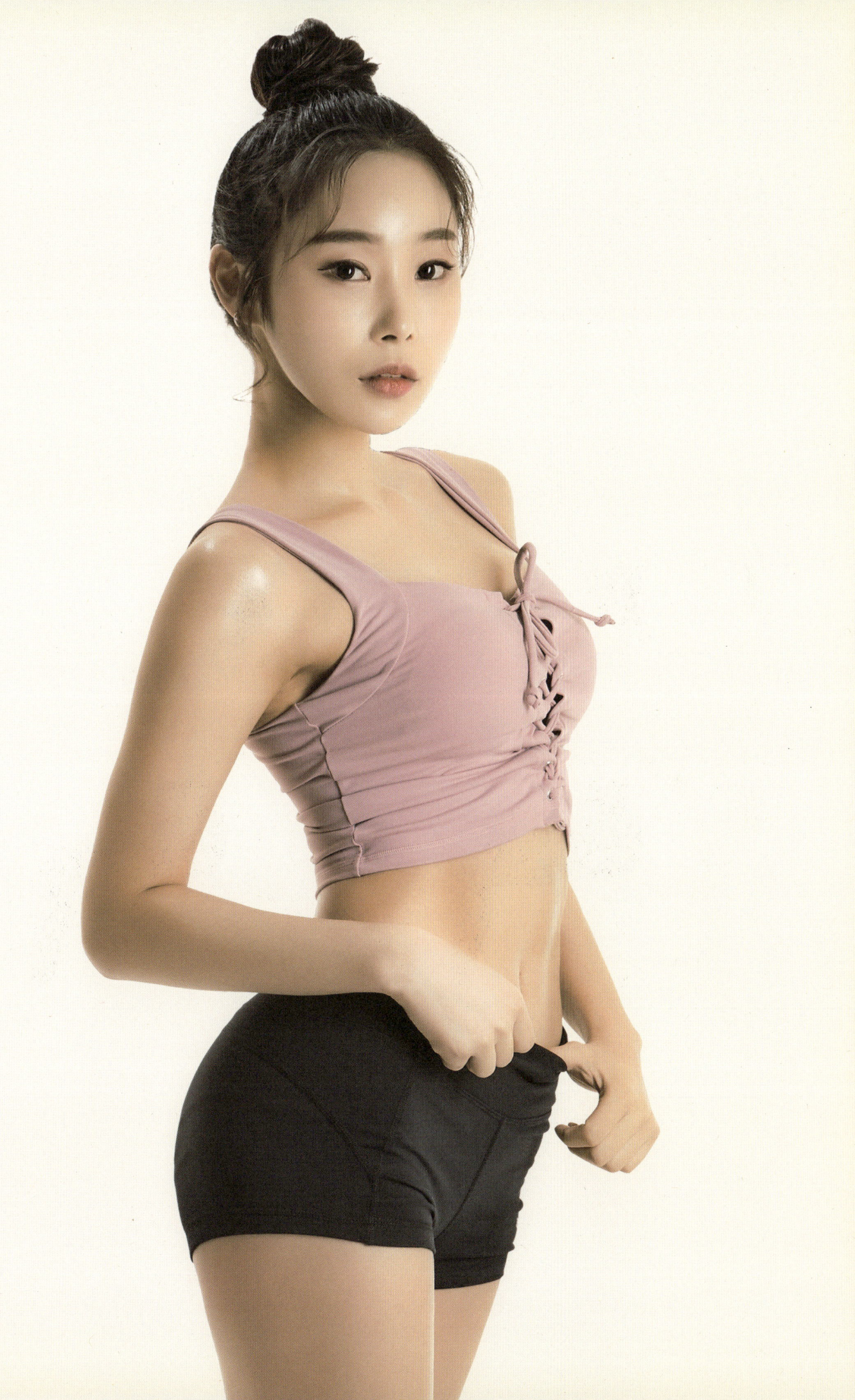

01 Afternoon Stretching

체스트 업

- **횟수** 10초간 자세 유지, 5회
- **효과** 종일 앉아서 본 업무로 인해 뭉친 목과 어깨를 풀어줄 수 있는 동작이다. 피로를 풀어줄 수 있는 동작이니 사무실에서도 틈틈이 실시하자.

자극 부위

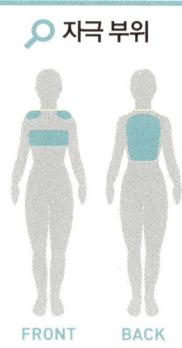

FRONT　BACK

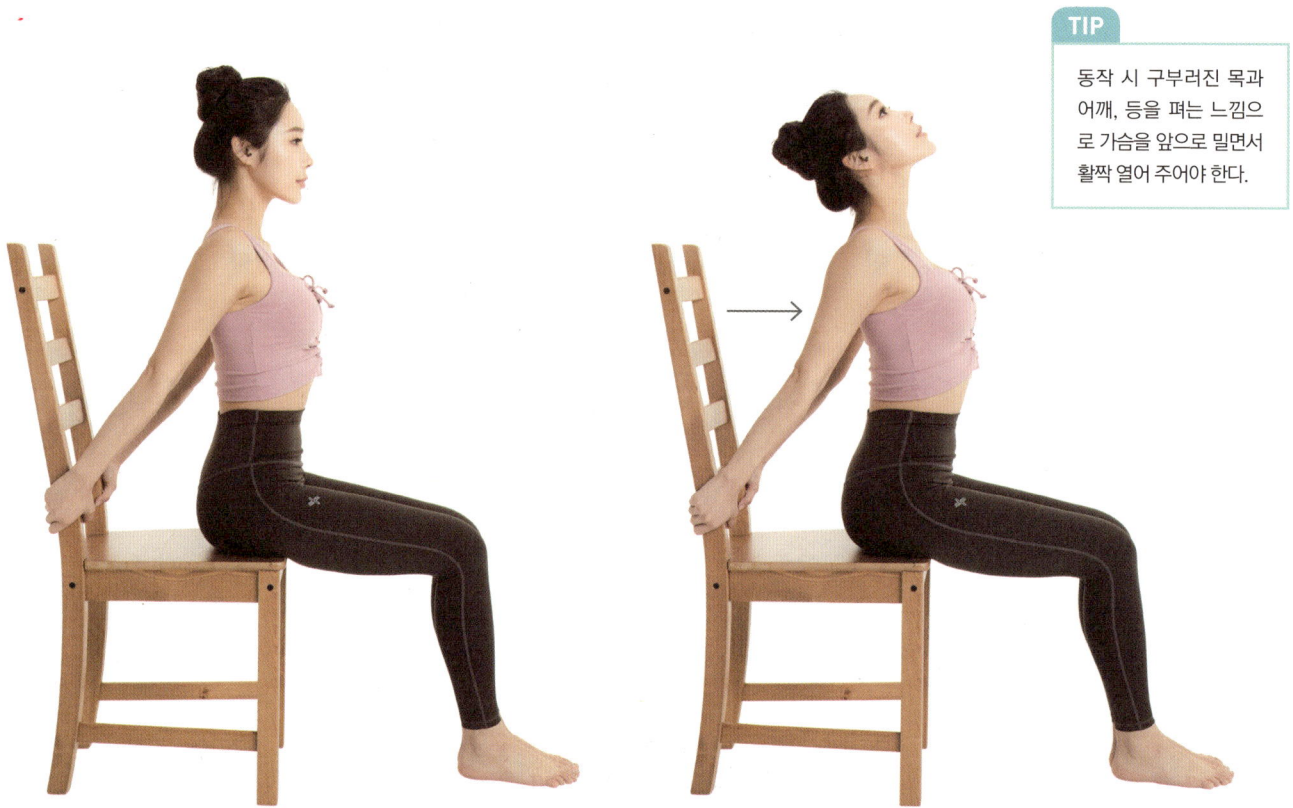

TIP 동작 시 구부러진 목과 어깨, 등을 펴는 느낌으로 가슴을 앞으로 밀면서 활짝 열어 주어야 한다.

1 의자 끝부분에 걸터앉아 의자 등받이를 양손으로 잡는다.

2 호흡을 내쉬면서 고개를 뒤로 젖히고 가슴과 어깨를 쭉 펴서 10초간 스트레칭한다. 그다음 다시 호흡을 마시면서 가슴과 어깨를 풀어주고 동작을 5회 반복한다.

02 Afternoon Stretching

승모근 스트레칭

- ⏰ **횟수**   10초간 자세 유지, 좌우 10회
- 🎵 **효과**   우리 몸에서 가장 피로가 많이 쌓이는 곳이 바로 승모근이다. 과도하게 뭉쳐 있으면 목부터 어깨, 등, 허리, 골반 통증까지 유발할 수 있기 때문에 승모근을 풀어주어 통증을 예방하고 예쁜 목선을 만들어보자.

🔍 자극 부위

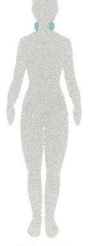

FRONT

1 허리를 펴고 의자에 앉아 오른손은 의자 아래쪽을 잡고 왼손은 머리 뒤쪽을 감싸 안 듯이 잡는다.

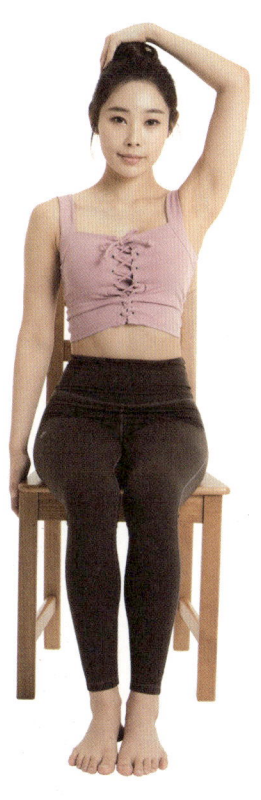

2 호흡을 내쉬면서 턱이 왼쪽 쇄골 쪽으로 오도록 머리를 당기고 10초간 자세를 유지한다. 그다음 다시 호흡을 마시면서 자세를 풀어주고 반대쪽도 같은 방법으로 하여 좌우 번갈아 10회씩 실시한다.

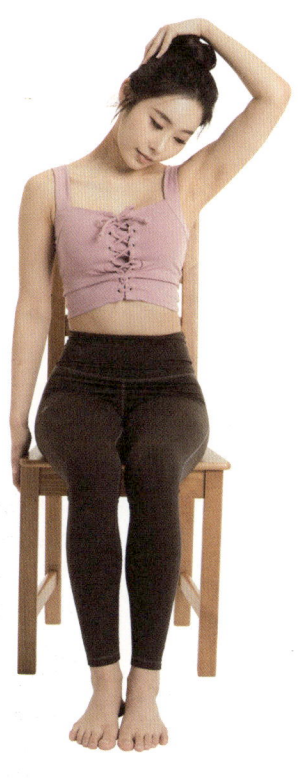

💡 Caution

머리를 당길 때 어깨가 얼굴 쪽으로 따라 올라가지 않도록 주의하자. 귀와 어깨가 멀어지는 느낌으로 동작하면 좋다.

NG

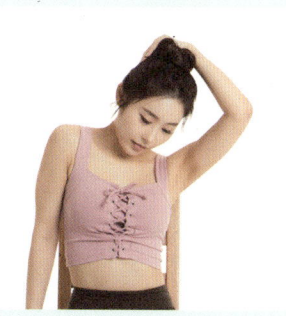

OK

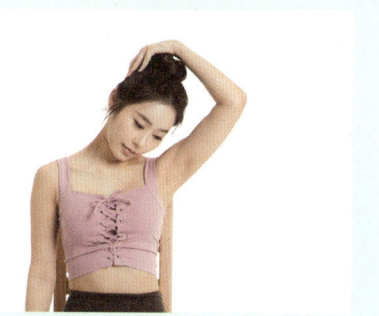

03 Afternoon Stretching

골반 스트레칭

- **횟수** 10초간 자세 유지, 좌우 5회
- **효과** 다리를 꼬고 앉는 등의 잘못된 자세가 지속되면 골반, 엉덩이, 고관절 통증을 유발하게 된다. 골반 스트레칭은 이러한 문제를 해결해주고 골반의 피로와 하체 부종을 제거할 수 있는 동작이다.

자극 부위

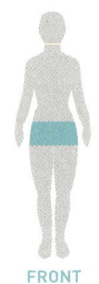
FRONT

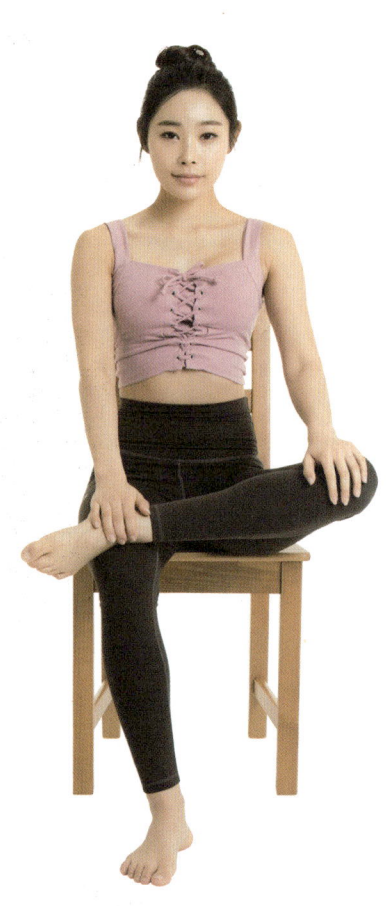

TIP
상체를 숙일 때 무리하게 내려가지 말고 천천히 등이 구부러지지 않게 상체를 펴고 내려간다. 이때 양쪽 어깨는 평행을 유지하고 시선은 오른발 앞쪽을 바라본다.

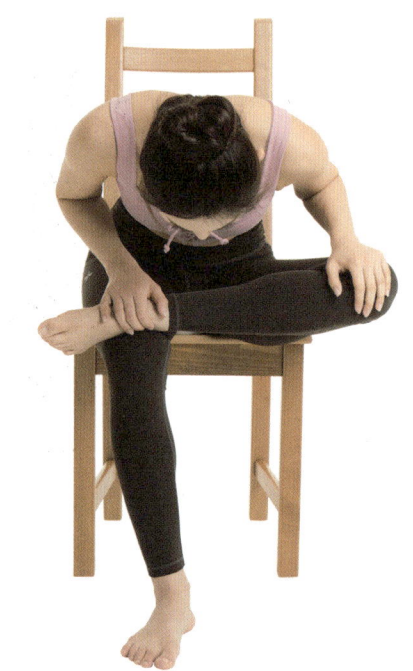

1 의자에 앉아 왼쪽 발목을 오른쪽 허벅지 위에 올린 다음 오른손으로 왼쪽 발목을 잡고 왼손은 무릎을 눌러준다. 이때 허리가 구부러지지 않도록 복부에 힘을 주고 골반을 열어준다.

2 그 상태로 천천히 호흡을 내쉬면서 상체를 숙이고 10초간 자세를 유지한다. 이때 왼쪽 무릎이 올라오지 않도록 왼손으로 눌러준다. 다시 제자리로 돌아오고 동작을 5회 반복한 다음 반대쪽도 같은 방법으로 실시한다.

다리 스트레칭

- **횟수** 10초간 자세 유지, 5회
- **효과** 허벅지 뒤쪽과 종아리 근육을 늘려주어 부종을 완화하고 날씬한 다리를 만들어준다. 특히 하체 비만에 효과가 아주 좋은 동작이다.

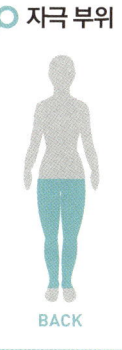

자극 부위

BACK

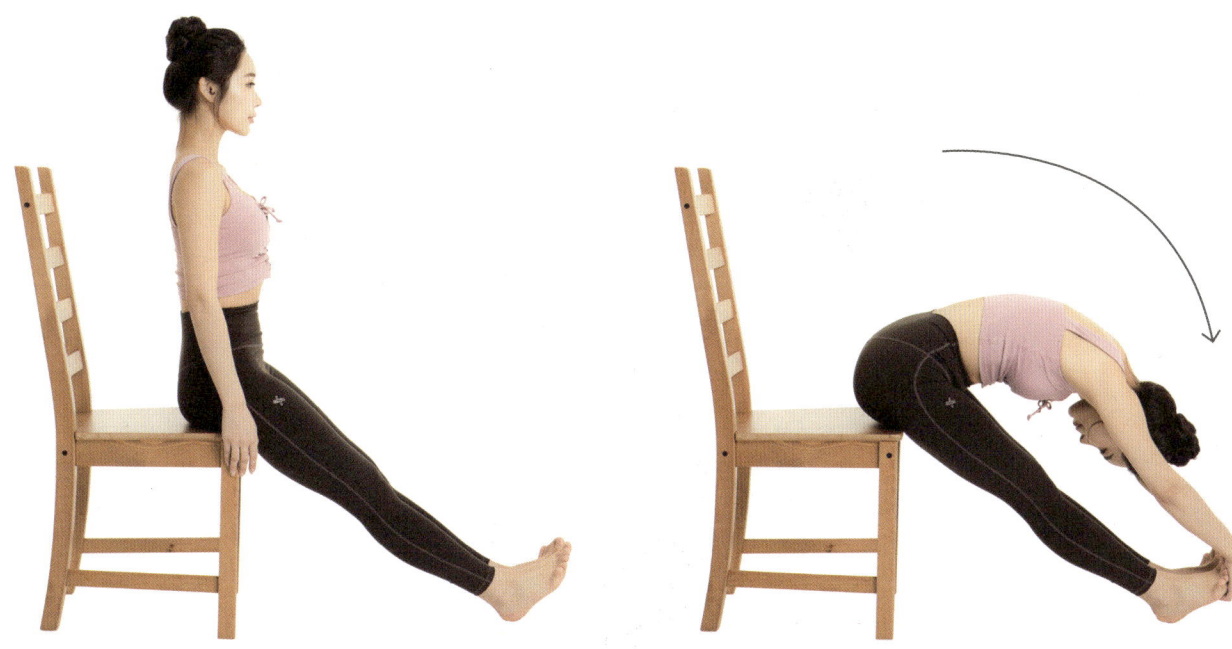

1 의자 끝에 앉아 무릎을 쭉 펴고 발등을 몸쪽으로 당긴다.

2 호흡을 내쉬면서 천천히 상체를 앞으로 숙여 양손으로 발끝을 잡아준다. 10초간 자세를 유지한 다음 다시 제자리로 돌아오고 동작을 5회 반복한다.

TIP

상체를 앞으로 많이 숙이는 것보다 무릎을 최대한 펴는 것이 더 중요하다. 손이 발끝까지 닿지 않는다면 무릎 뒤쪽을 잡거나 무릎 위에 손을 올리고 실시하자.

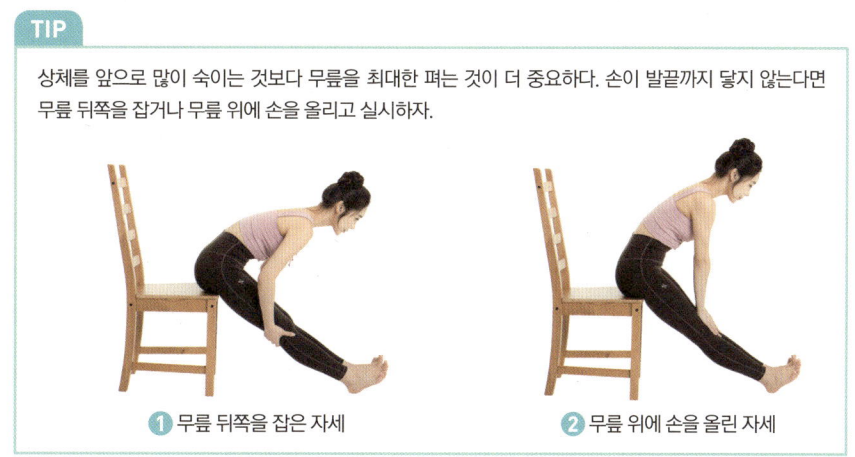

❶ 무릎 뒤쪽을 잡은 자세   ❷ 무릎 위에 손을 올린 자세

전신 스트레칭

- **횟수** 5초간 자세 유지, 5회
- **효과** 가슴과 어깨를 열어 주고 등과 허리를 시원하게 풀어주어 척추를 건강하게 만들어주는 전신 스트레칭이다. 등부터 허리, 엉덩이, 허벅지까지 몸의 뒤쪽 근육을 자극하여 군살을 제거하고 탄력 있게 만들어준다.

자극 부위

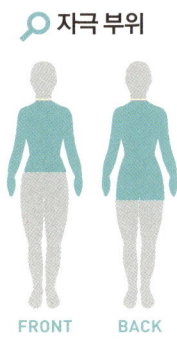

FRONT　BACK

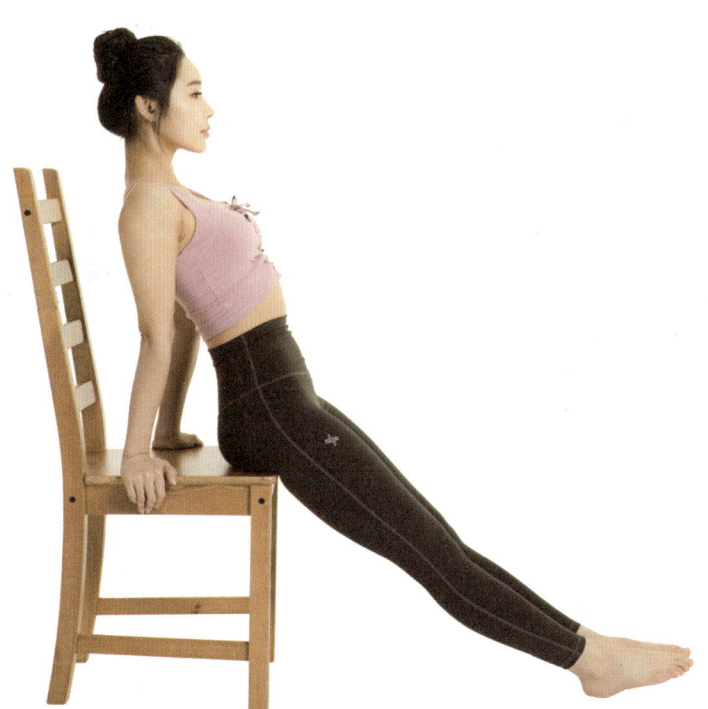

1 의자 끝에 앉아 양손으로 의자 옆을 잡고 다리를 앞으로 멀리 뻗는다. 상체는 약간 뒤로 기울인다.

2 호흡을 내쉬면서 엉덩이를 위로 들고 머리를 뒤로 젖힌다. 이때 몸 전체가 열리도록 가슴을 위로 펴고 엉덩이와 허벅지, 허리 힘으로 골반을 들어 올린다. 몸을 최대한 아치형으로 만들고 5초간 자세를 유지한다.

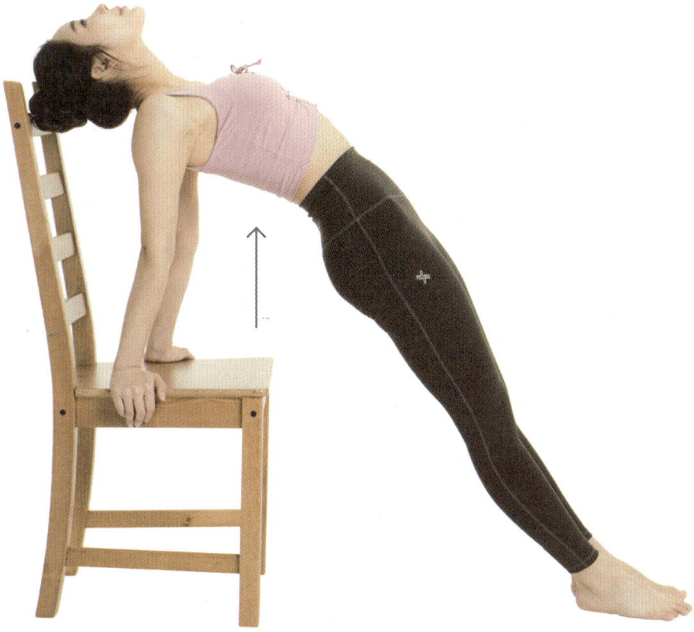

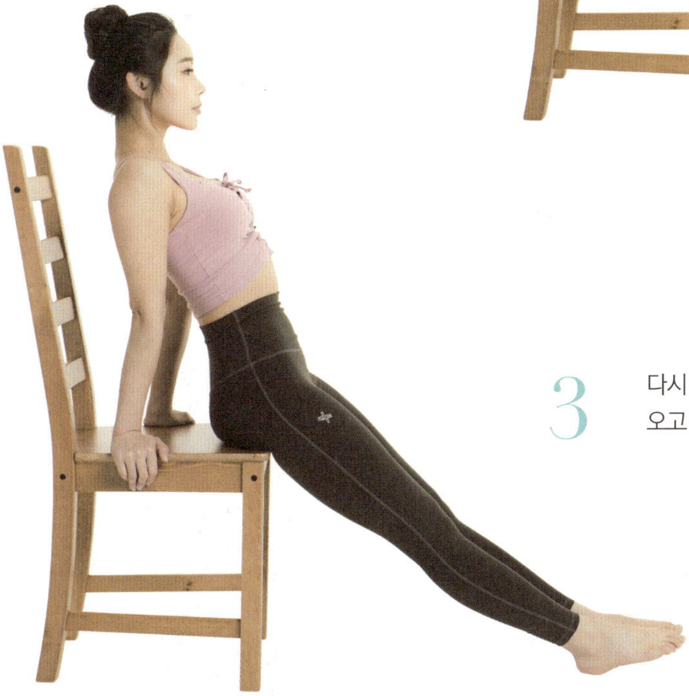

3 다시 호흡을 마시면서 제자리로 돌아오고 동작을 5회 반복한다.

Caution

동작 시 귀와 어깨 사이가 멀어지게 하고 어깨가 눌리지 않도록 허리, 엉덩이, 허벅지, 코어 등 몸 전체의 근육을 골고루 써야 한다.

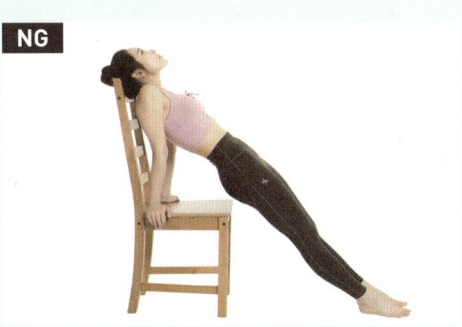

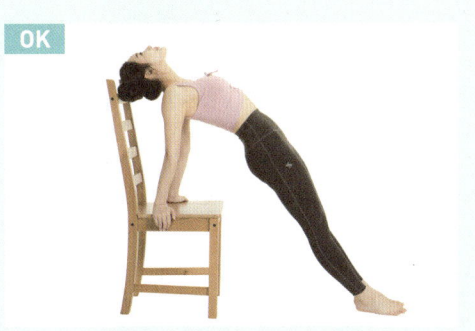

앉아서 몸통 비틀기

- **횟수** 10초간 자세 유지, 좌우 5회
- **효과** 앉아서 몸통 비틀기는 말린 어깨와 등을 펴주고 골반과 복부, 허리 근육을 풀어준다.

자극 부위

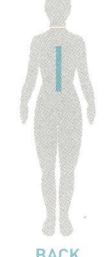

BACK

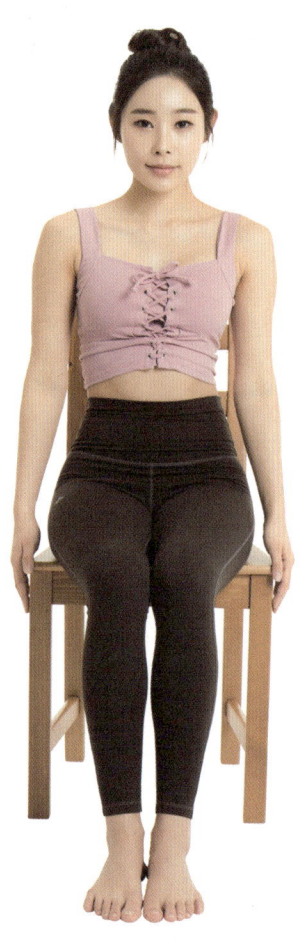
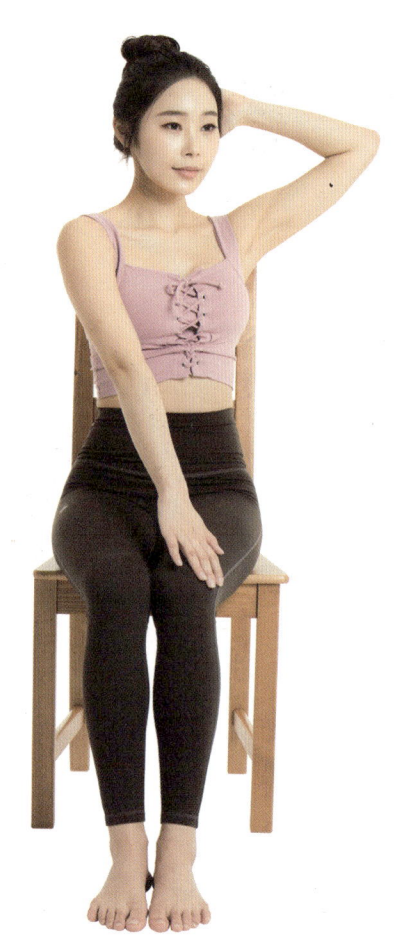

1 의자에 앉아서 오른손은 왼쪽 무릎 바깥쪽을 잡고 왼손은 머리 뒤를 잡는다. 그다음 가슴을 펴고 호흡을 내쉬면서 서서히 몸을 왼쪽으로 회전시킨다.

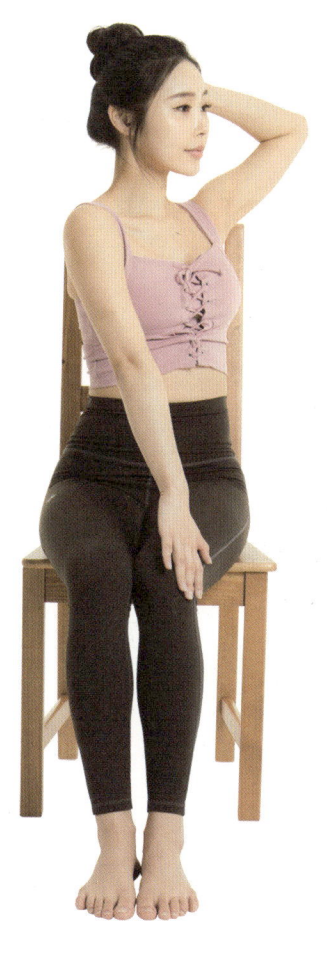 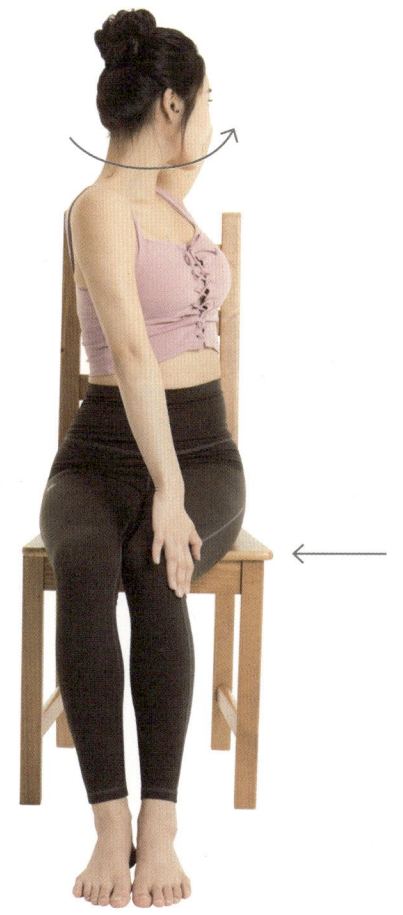

2 오른쪽으로 무릎을 밀면서 왼쪽으로 최대한 몸을 튼다. 이때 왼쪽 팔꿈치를 열어주면서 가슴을 늘려주자. 10초간 자세를 유지한 다음 다시 제자리로 돌아오고 반대쪽도 같은 방법으로 하여 좌우 번갈아 5회씩 실시한다.

07 Afternoon Stretching

둔부 스트레칭

- **횟수** 5초간 자세 유지 X 2, 좌우 5회
- **효과** 엉덩이 근육인 이상근이 과도하게 긴장되면 한쪽 다리가 저리거나 엉덩이에 통증이 올 수 있는데 이 동작은 둔부 깊숙이 위치한 이상근과 좌골신경을 풀어주고 굽은 등과 거북목을 교정해 준다. 또한 골반의 좌우 균형을 잡아 주어 하체의 순환과 생리통을 완화할 수 있다.

자극 부위

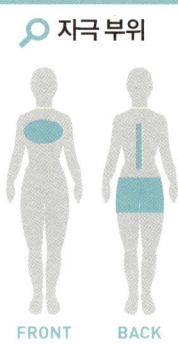

FRONT　BACK

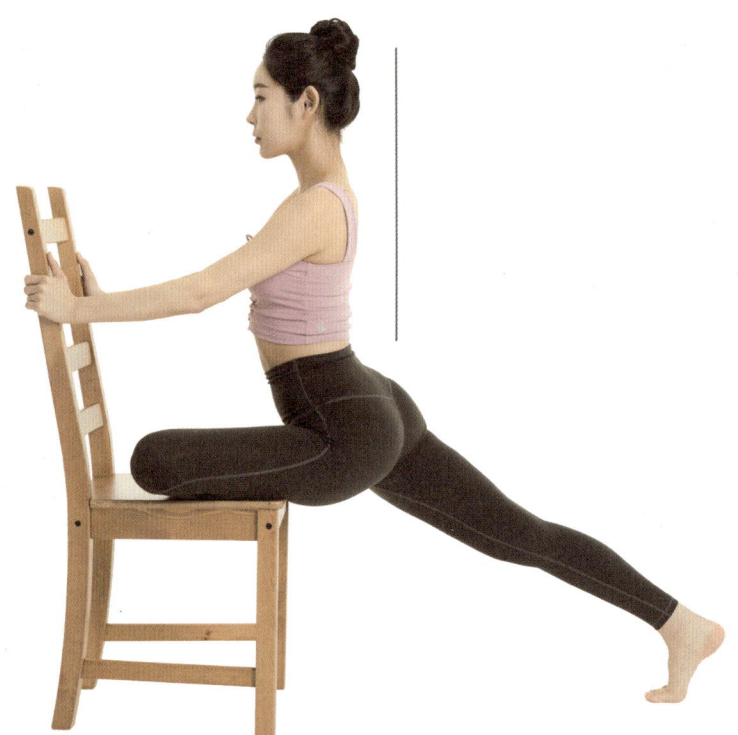

1 의자 등받이 양쪽을 잡고 의자 위에 왼쪽 다리 무릎을 접어 옆으로 눕혀 놓는다. 그다음 오른쪽 다리를 뒤로 쭉 펴서 발가락으로 바닥을 지탱한 후에 상체를 편다.

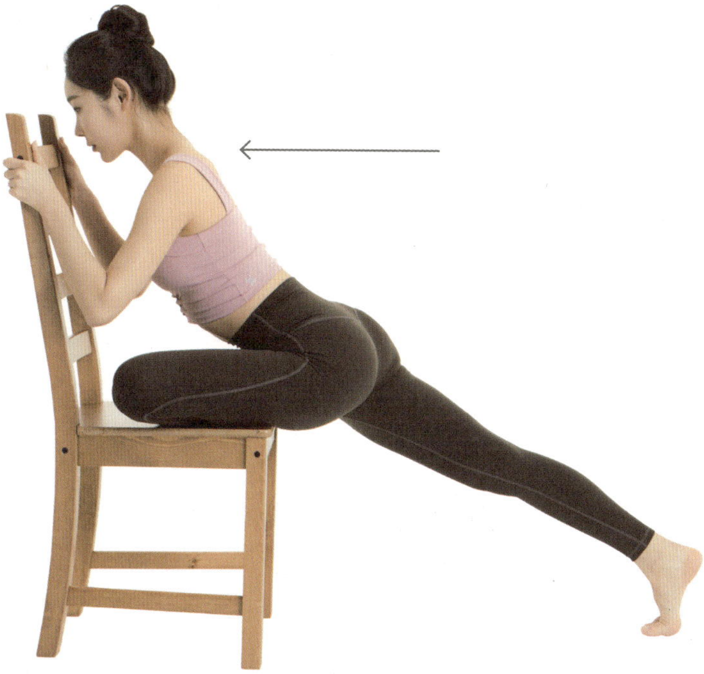

2 그 상태로 호흡을 내쉬면서 팔꿈치를 접어 상체를 앞으로 기울이고 5초간 자세를 유지한다.

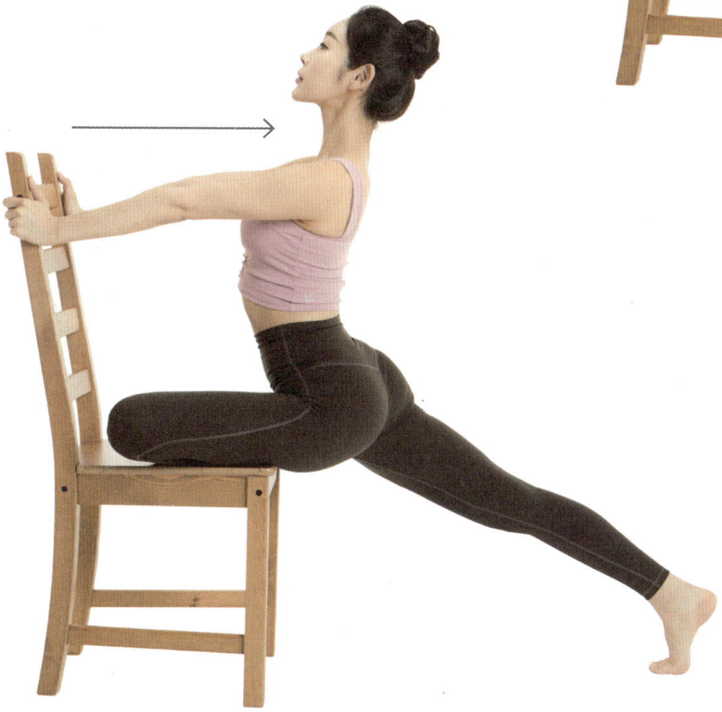

3 그다음 호흡을 마시면서 팔꿈치를 펴고 상체를 뒤로 젖힌다. 상체를 뒤로 젖힐 때 복부에 힘을 주어 허리에 무리가 가지 않도록 하자. 시선은 45도 정도 위를 바라보고 5초간 자세를 유지한다. 동작을 5회 반복하고 발을 바꿔서 같은 방법으로 실시한다.

Caution

뒤로 뻗은 다리 쪽으로 골반이 틀어지지 않도록 바닥으로 살짝 눌러주어 다리를 접은 쪽 둔부가 더 스트레칭 되도록 한다.

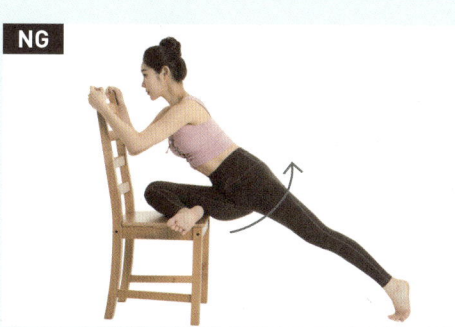
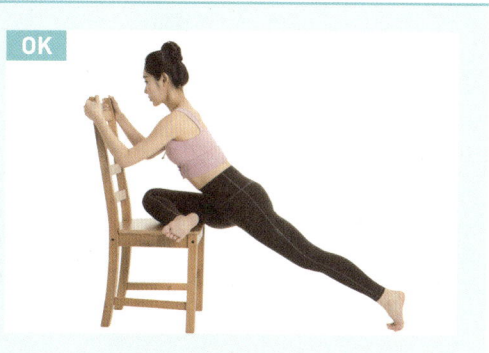

Part 2 점심 스트레칭

08 Afternoon Stretching

허벅지 스트레칭

- 횟수 : 10초간 자세 유지 X 2, 좌우 3회
- 효과 : 골반교정과 함께 다리의 혈액순환을 원활하게 하여 혈관 속 노폐물을 제거하고 아름다운 각선미를 만들 수 있는 동작이다. 또한 관절의 가동범위를 늘려주어 유연성과 운동 능력을 향상시켜준다.

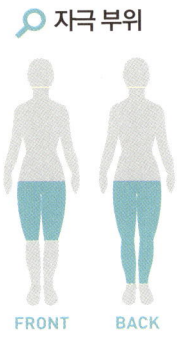
자극 부위
FRONT　BACK

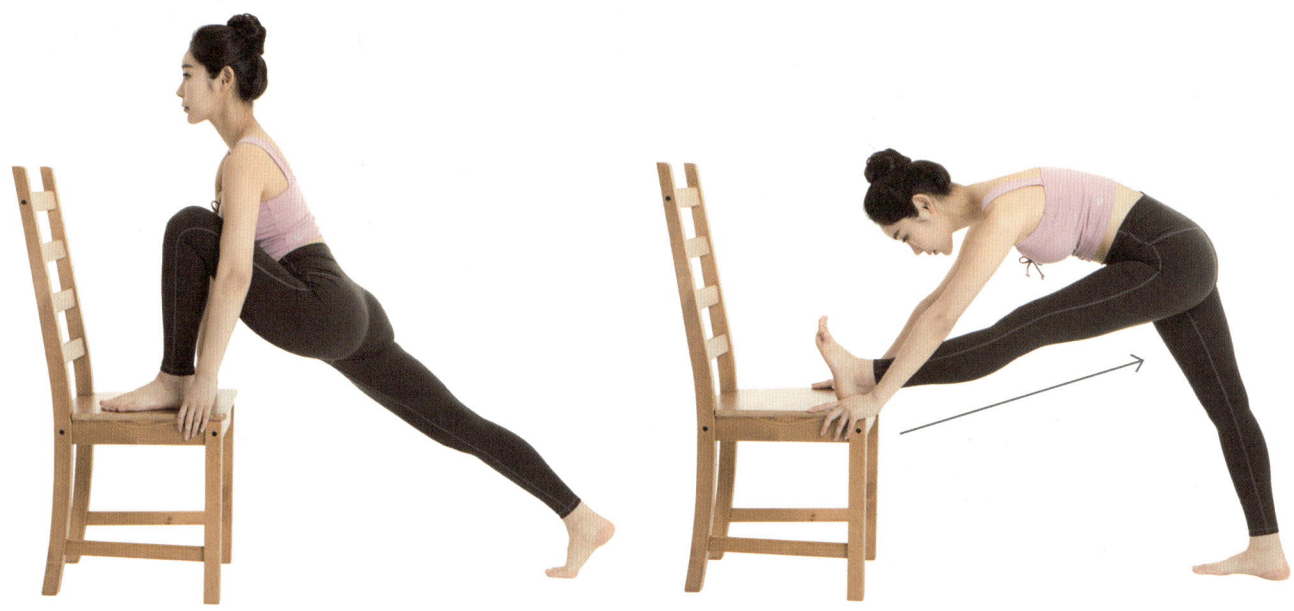

1 왼쪽 무릎을 90도로 접어서 의자 위에 발을 올려놓고 양손으로 의자 받침을 잡은 다음 오른쪽 다리를 뒤로 쭉 뻗는다. 발가락으로 바닥을 지탱하면서 10초간 자세를 유지하여 오른쪽 허벅지 앞쪽을 스트레칭 해주자.

2 그 상태로 왼쪽 무릎을 펴면서 골반을 뒤로 보내 왼발 뒤꿈치가 의자 위에 닿게 하고 오른발로 바닥을 지탱한다. 10초간 자세를 유지하여 왼쪽 허벅지 뒤쪽과 종아리를 스트레칭한다. 동작을 3회 반복하고 발을 바꿔서 같은 방법으로 실시한다.

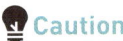 Caution

무릎을 펼 때 바닥을 지탱하는 다리 쪽으로 골반이 열리지 않게 주의하자. 바닥을 지탱하는 다리 쪽 골반을 앞으로 밀어준다는 느낌으로 동작하여 양쪽 골반이 평행하게 있도록 한다.

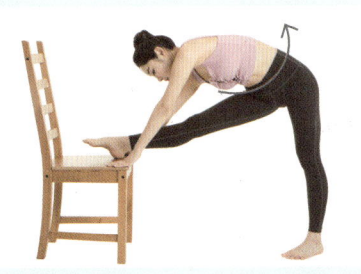
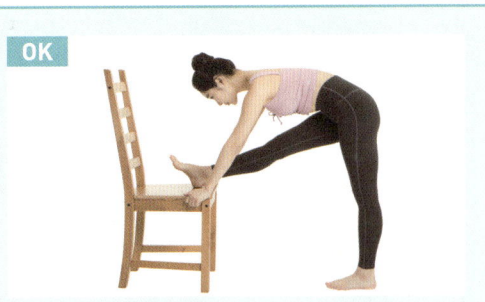

● 점심 스트레칭 프로그램 5분

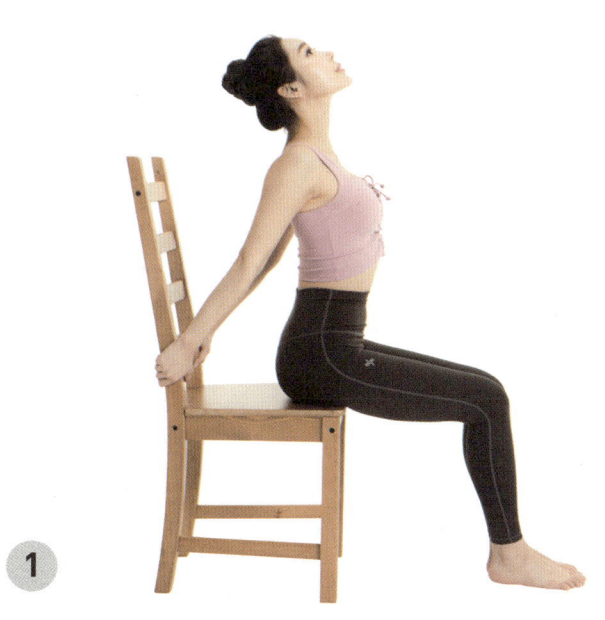
①

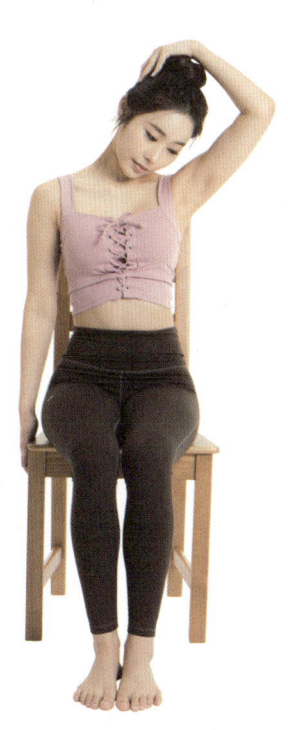
②

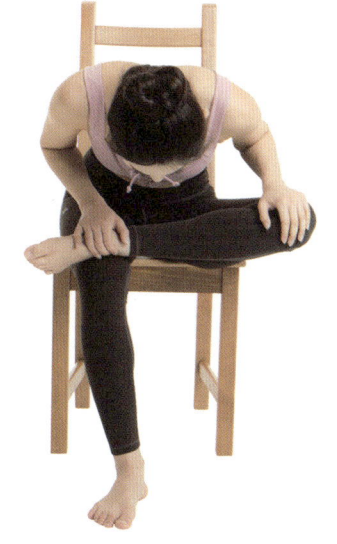
③

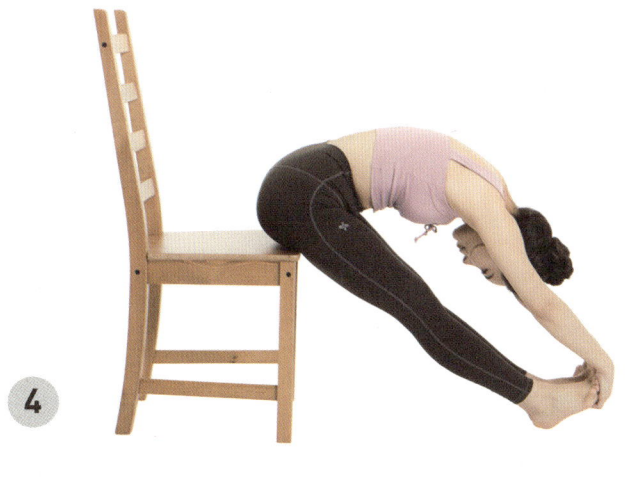
④

① 체스트 업　⏰ 10초, 5회

② 승모근 스트레칭　⏰ 10초, 좌우 5회

③ 골반 스트레칭　⏰ 10초, 좌우 5회

④ 다리 스트레칭　⏰ 10초, 5회

03 EVENING STRETCHING

저녁 스트레칭은 하루에 쌓인 스트레스와 부종을 풀어주는 동작들로 구성했다. 잠들기 바로 직전에 실시한다면 10분 정도만 하여 수면에 방해가 되지 않게 하자.

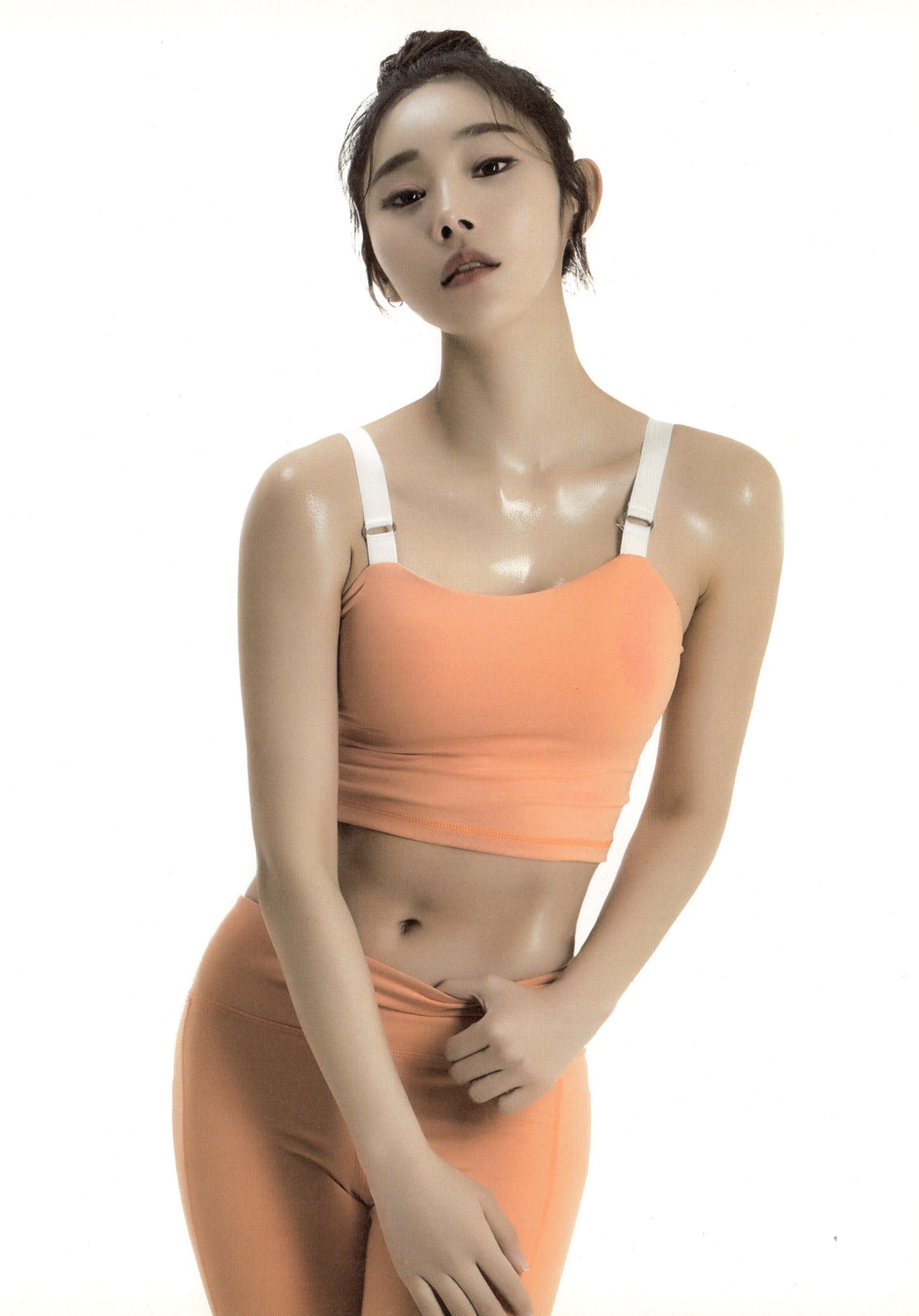

01 Evening Stretching

팔 다리 털기

- **횟수** 1분
- **효과** 팔 다리 털기는 지친 몸을 릴랙스시켜 피로를 없애준다.
  몸에 긴장을 풀어주고 혈액순환 개선에 도움을 주니 꾸준히 실시하자.

자극 부위

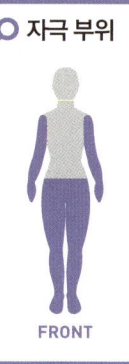

FRONT

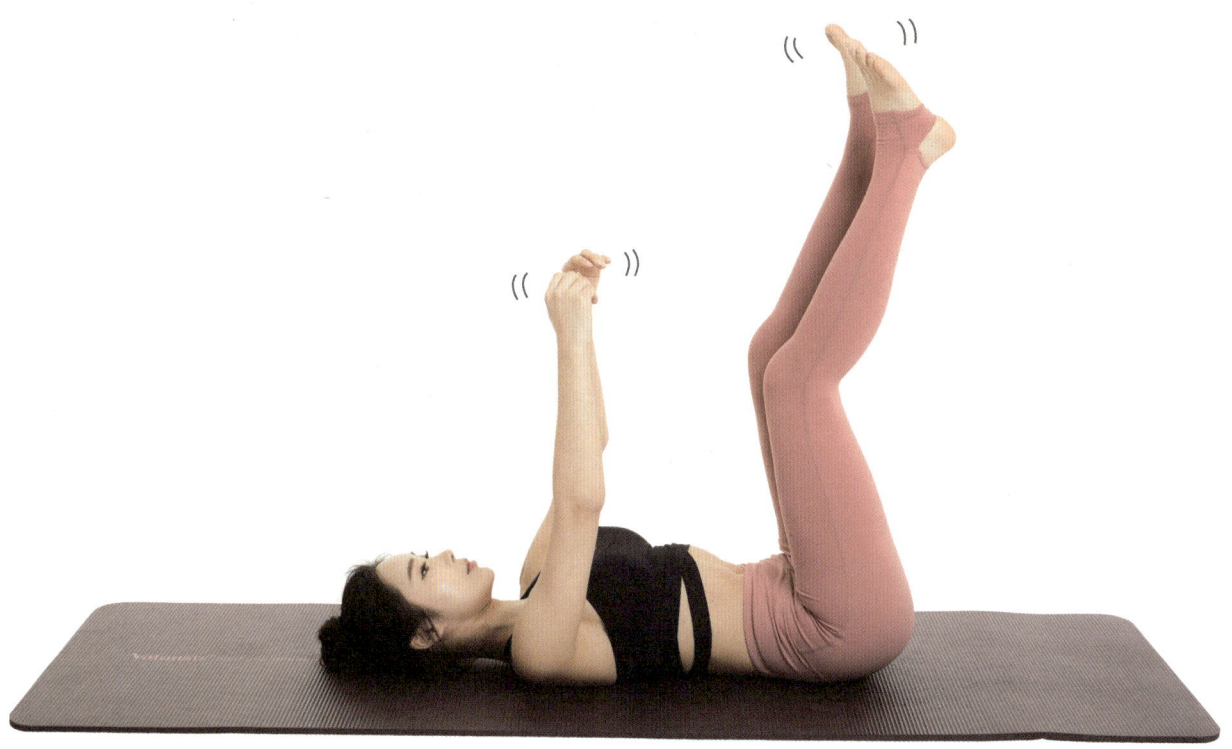

1 바르게 누워서 팔과 다리를 위로 들고 힘을 뺀 다음 1분간 흔들어준다.

02 — Evening Stretching

허벅지 앞쪽 스트레칭

- **횟수** 10초간 자세 유지, 좌우 5회
- **효과** 허벅지 앞쪽이 긴장되거나 근육이 뭉쳤을 때 풀어주는 동작으로 무릎 인대 쪽 통증도 예방할 수 있다. 매끈한 다리라인과 골반교정에도 효과가 있으니 틈틈이 실시하자.

자극 부위

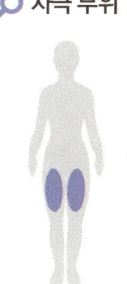

FRONT

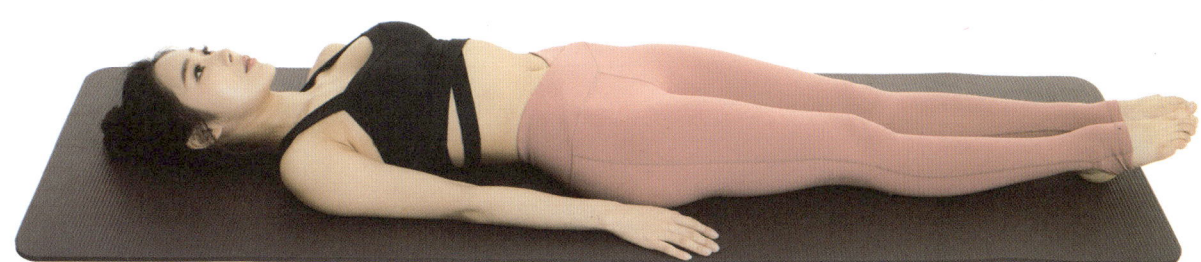

TIP
동작 중에 허리와 무릎이 바닥에서 뜨지 않도록 지면으로 눌러주자. 허리가 바닥에 다 붙지 않더라도 최대한 떨어지지 않게 복부에 계속 힘을 주어야 한다.

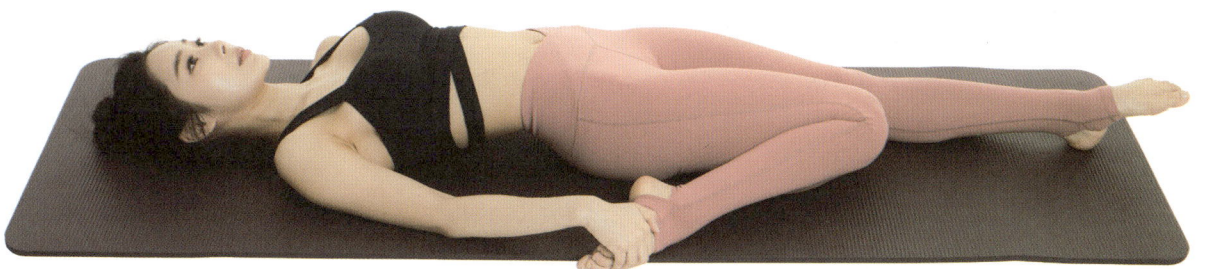

1 매트 위에 바르게 누워서 오른쪽 뒤꿈치가 허벅지 옆으로 오게 바깥으로 접어서 당기고 10초간 자세를 유지한다. 반대쪽도 같은 방법으로 하여 좌우 번갈아 5회씩 실시한다.

03 — Evening Stretching

종아리 스트레칭

- **횟수** 10초간 자세 유지, 좌우 5회
- **효과** 쉽게 부종이 생기는 종아리는 부기가 지방으로 될 수 있는데 수건으로 종아리 늘리기는 이러한 부기를 제거하는 데 도움을 주어 매끈하고 균형 잡힌 다리를 만들어준다.

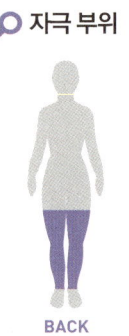

자극 부위

BACK

1 바르게 누워서 수건 양 끝을 잡고 수건 중앙에 발을 댄다.

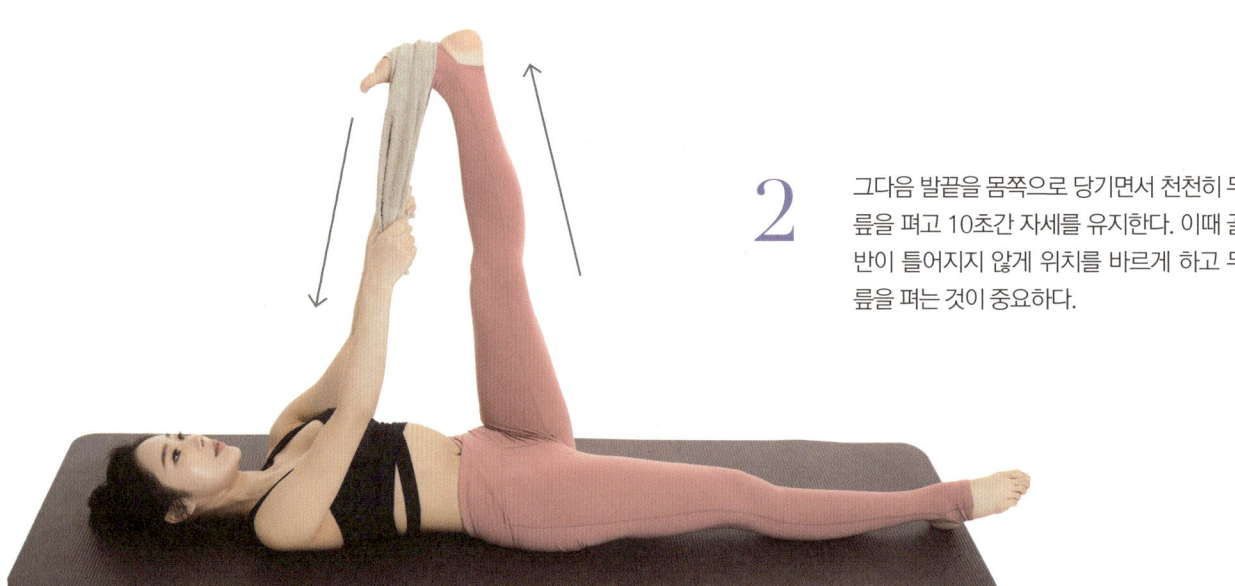

2 그다음 발끝을 몸쪽으로 당기면서 천천히 무릎을 펴고 10초간 자세를 유지한다. 이때 골반이 틀어지지 않게 위치를 바르게 하고 무릎을 펴는 것이 중요하다.

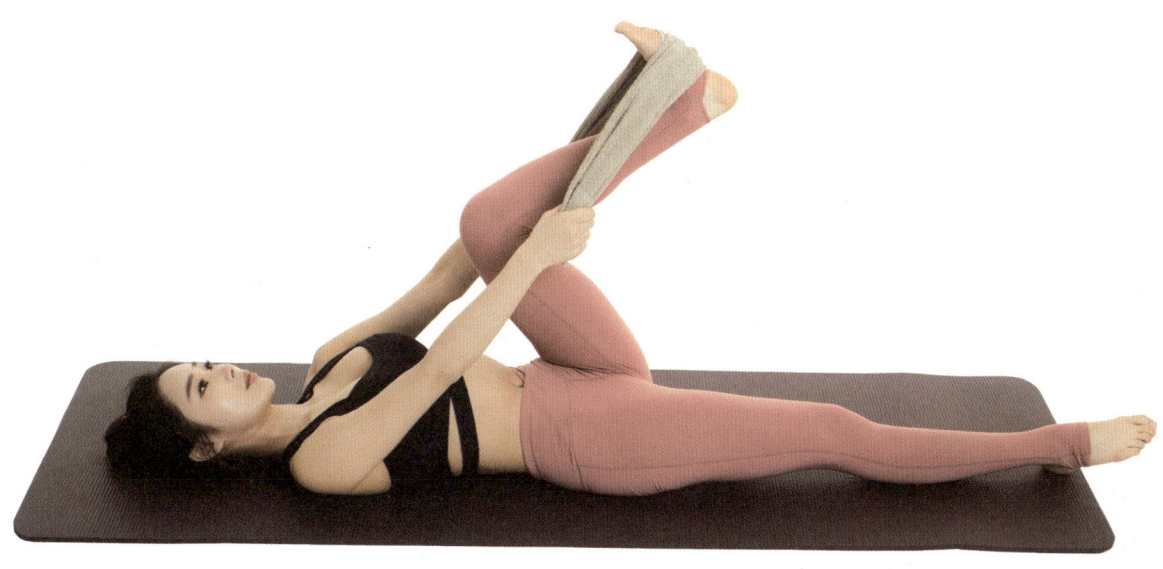

3 다시 천천히 무릎을 접어서 시작 자세로 돌아온 다음 동작을 5회 반복한다. 반대쪽도 같은 방법으로 실시하자.

Caution

동작 시 무릎을 편 다리 쪽으로 골반이 틀어지지 않도록 주의하자. 양쪽 골반의 위치는 같은 선상에 있어야 한다. 무릎을 다 펴기 어렵다면 펼 수 있는 범위까지만 동작하고 천천히 가동범위를 늘려준다.

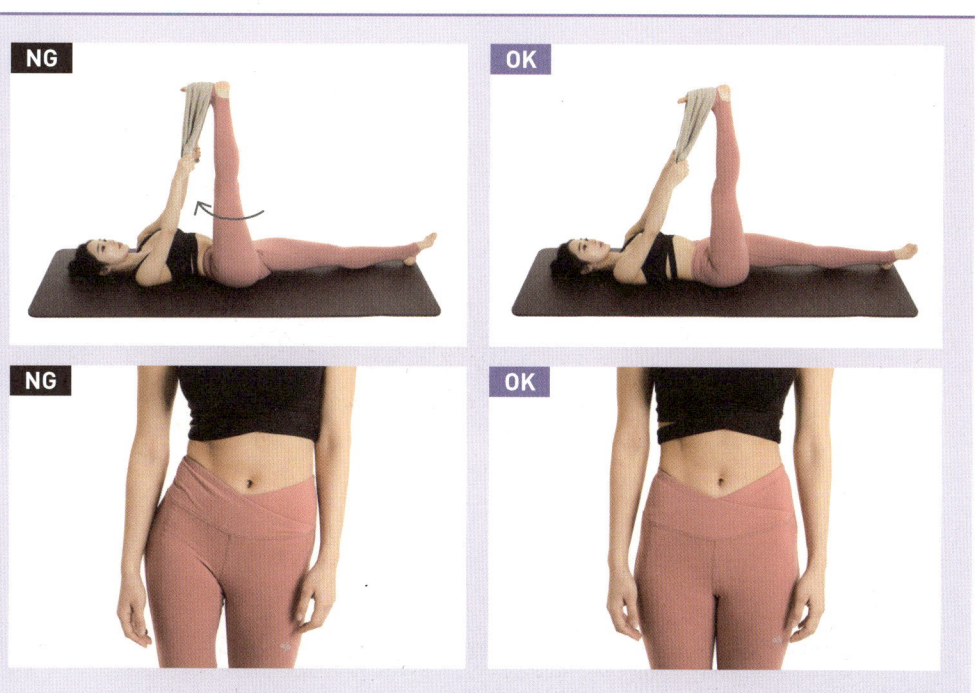

Part 3 저녁 스트레칭 077

04 Evening Stretching
고관절 돌려 풀기

- **횟수** 좌우 바깥쪽 10회 ➡ 안쪽 10회
- **효과** 현대인은 거의 앉아서 생활을 하기 때문에 장시간 고관절이 단축된 상태로 있게 된다. 이로 인해 허리가 아프고 다리가 저리는 증상이 많이 나타나는데 고관절 돌려 풀기는 이러한 증상을 완화하고 틀어진 골반을 교정하며 하체의 혈액순환을 원활하게 해준다.

자극 부위

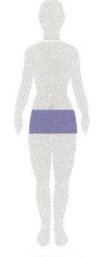

FRONT

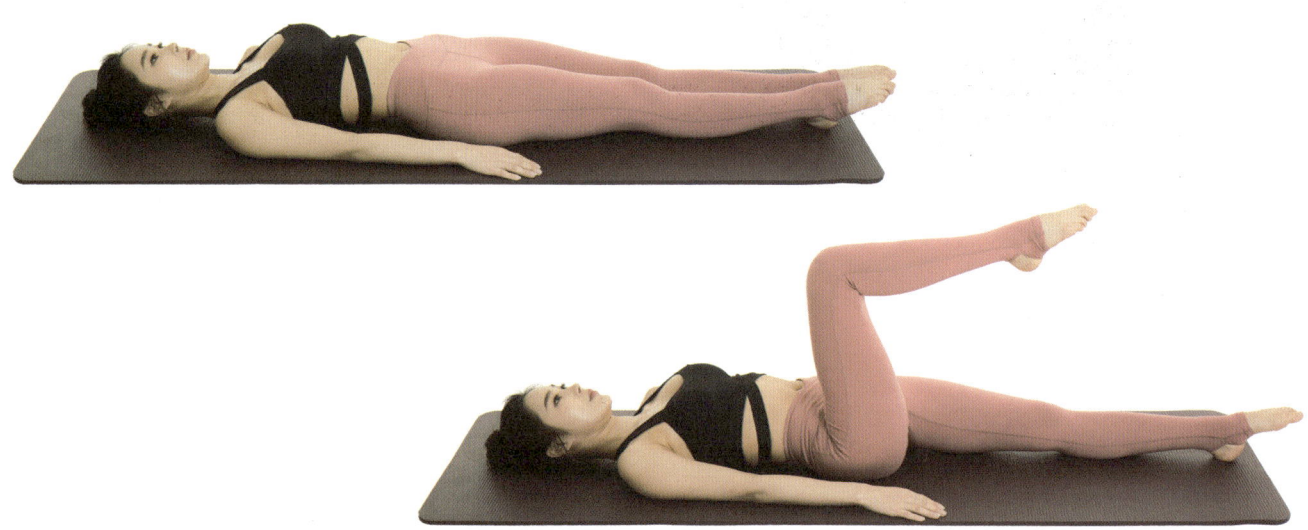

1 바르게 누워서 오른쪽 무릎을 접고 위로 들어 올린다. 그 상태로 무릎을 안쪽에서 바깥쪽으로 돌린 다음 무릎을 펴고 제자리로 돌아온다. 동작을 10회 실시한다.

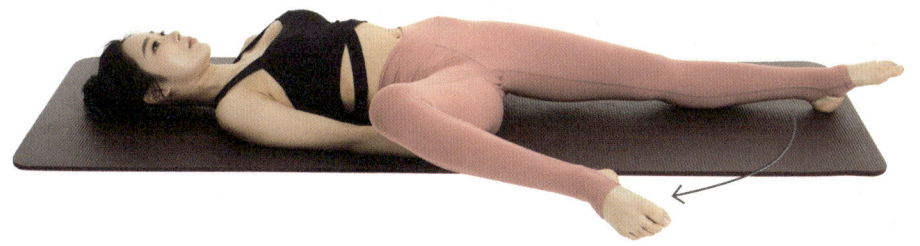

TIP
동작 시 몸의 중심을 잘 유지하자. 다리를 돌릴 때 골반이 뜨기 쉽기 때문에 골반을 바닥으로 눌러주는 느낌으로 동작해야 한다.

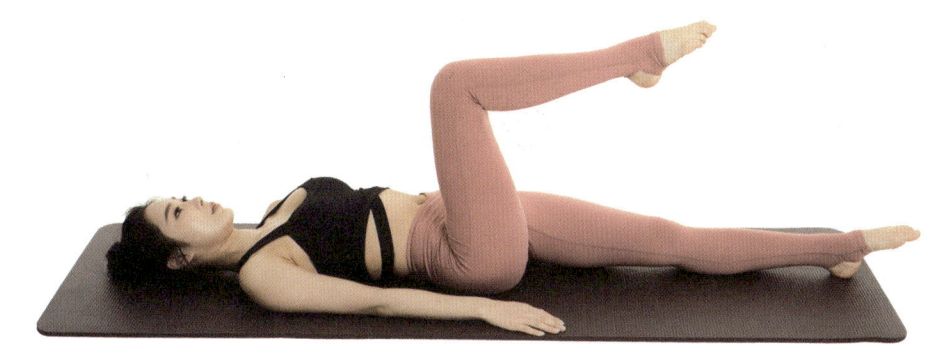

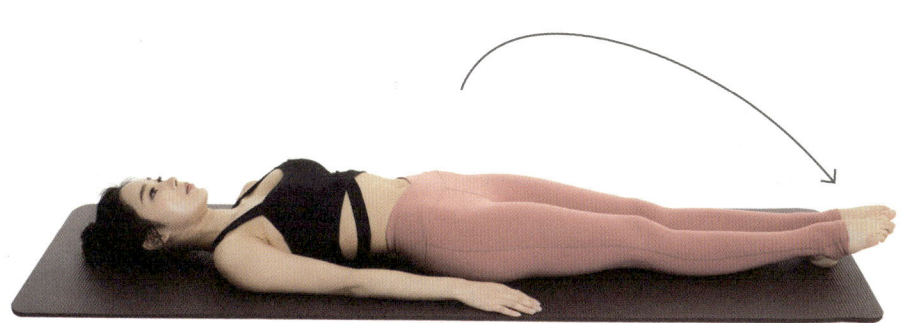

2 동작이 끝나면 반대로 바깥쪽에서 안쪽으로 돌린 다음 무릎을 펴고 제자리로 돌아오는 것을 10회 실시한다. 왼쪽 다리도 똑같이 바깥쪽으로 10회, 안쪽으로 10회 돌리기를 실시한다. 동작 시 다리를 돌리기만 하는 것이 아니라 마지막에 무릎을 펴는 것까지 해야 한다.

05 Evening Stretching

발목 & 종아리 스트레칭

- ⏰ **횟수** 10초간 자세 유지 X 2, 10회
- 🎵 **효과** 발목의 이완과 수축으로 인해 종아리를 얇게 만들어 주고 하체 혈액순환을 원활하게 도와주는 동작이다.

🔍 자극 부위

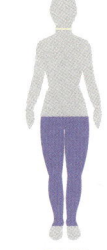

BACK

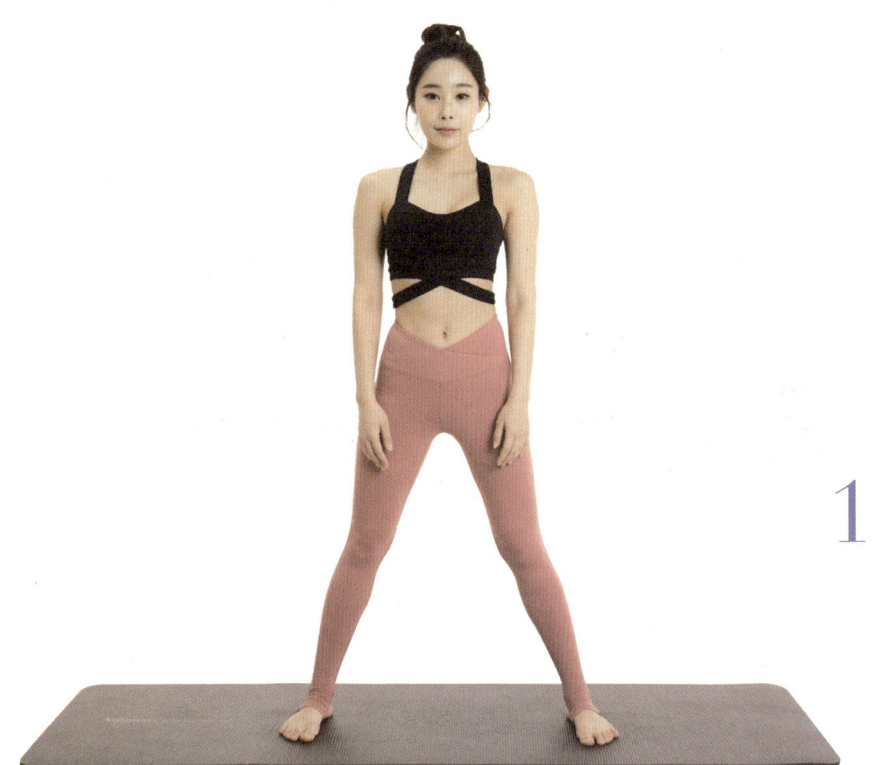

1 다리를 어깨보다 조금 더 넓게 벌리고 서서 상체를 숙이고 양손으로 바닥을 짚는다. 이때 손과 발이 11자가 되도록 한다. 상체를 숙였을 때 손이 바닥에 닿지 않는다면 다리를 더 벌려주거나 베개를 쌓아서 그 위에 손을 올리자.

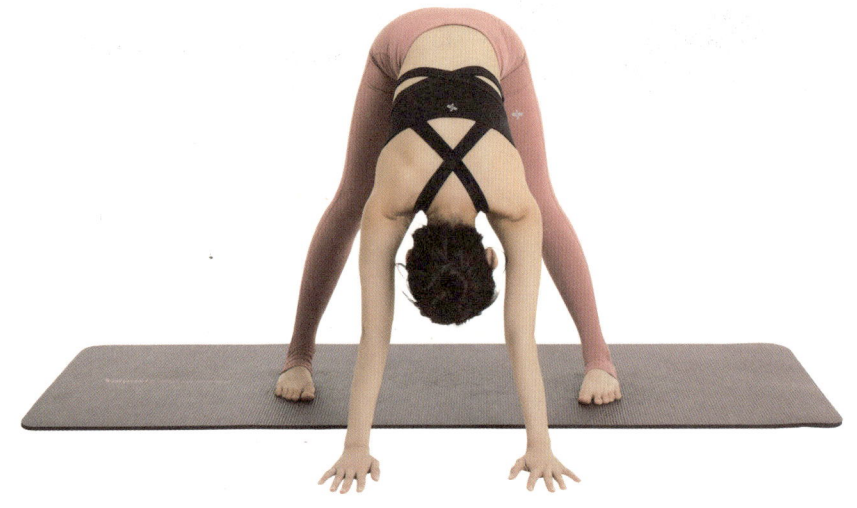

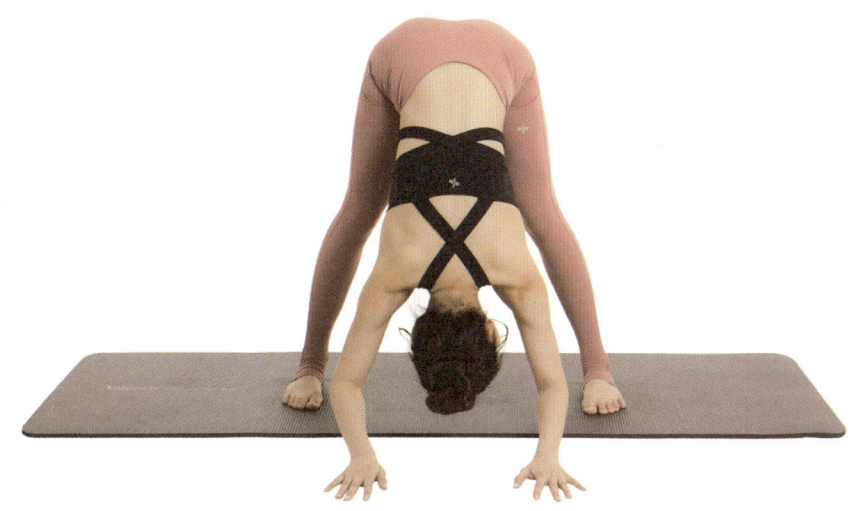

2 자세를 유지하면서 팔꿈치가 굽혀지는 범위까지만 굽혀 허벅지와 종아리를 늘려준다. 가슴을 바닥으로 눌러주는 느낌으로 동작하고 10초간 자세를 유지하자.

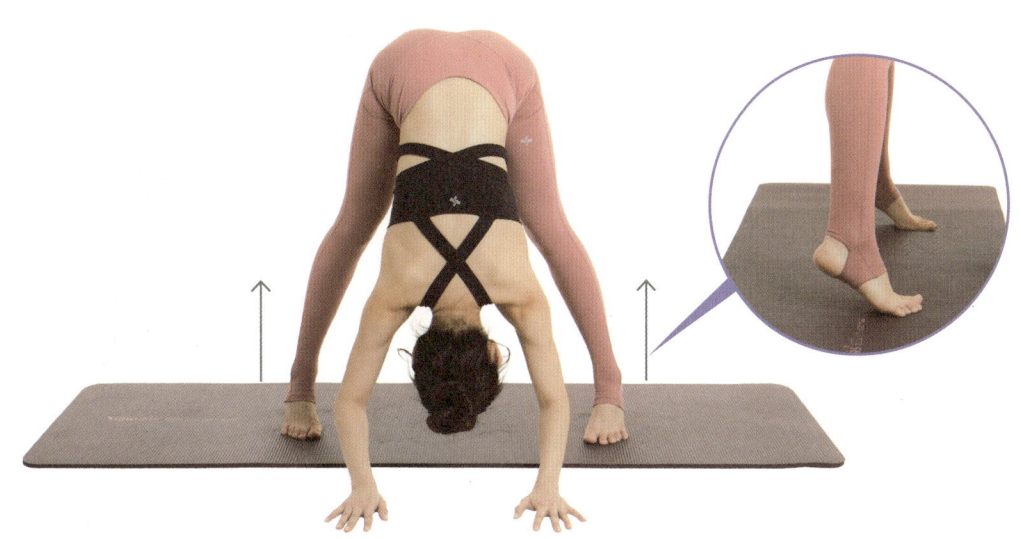

3 그 상태에서 발뒤꿈치를 최대한 들어 다시 10초간 자세를 유지한 다음 뒤꿈치를 내리고 동작을 10회 반복한다. 동작 시 뒤꿈치를 최대한 들어주어야 종아리 탄력에 효과적이다.

06 Evening Stretching

어깨 스트레칭

- **횟수** 10초간 자세 유지, 좌우 5회
- **효과** 안으로 굽은 어깨를 펴주고 어깨 주변 근육을 풀어줄 수 있는 동작이다. 또한 허벅지 안쪽을 스트레칭하는 효과도 있다.

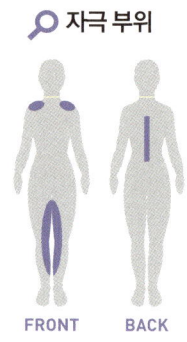
자극 부위
FRONT BACK

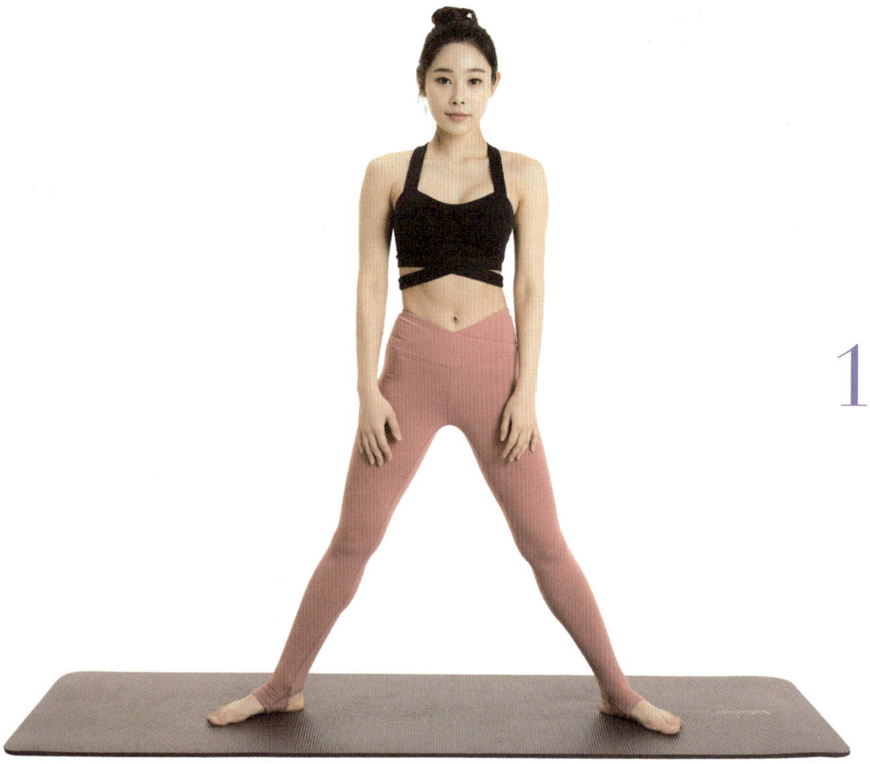

1. 다리를 넓게 벌리고 서서 발끝이 바깥쪽을 향하게 한다. 그다음 무릎을 구부려서 양손으로 잡는다.

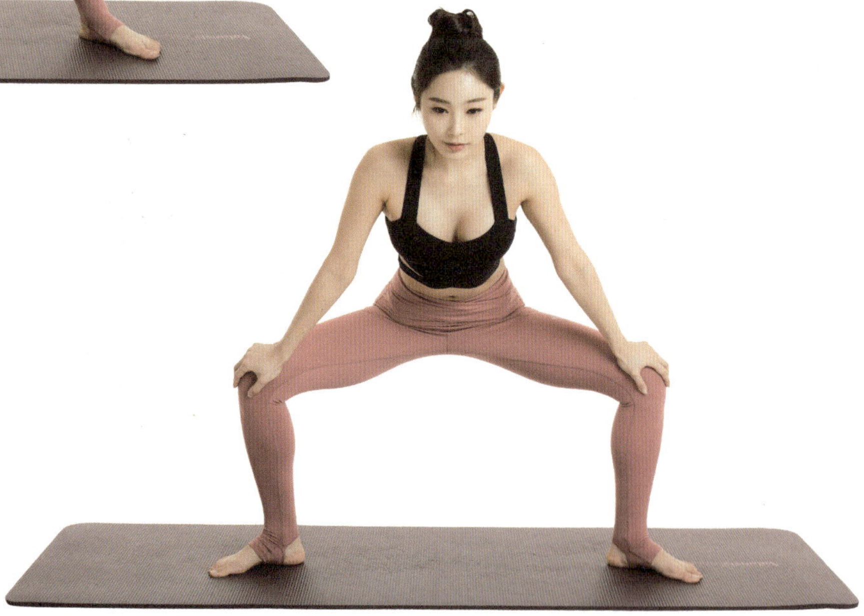

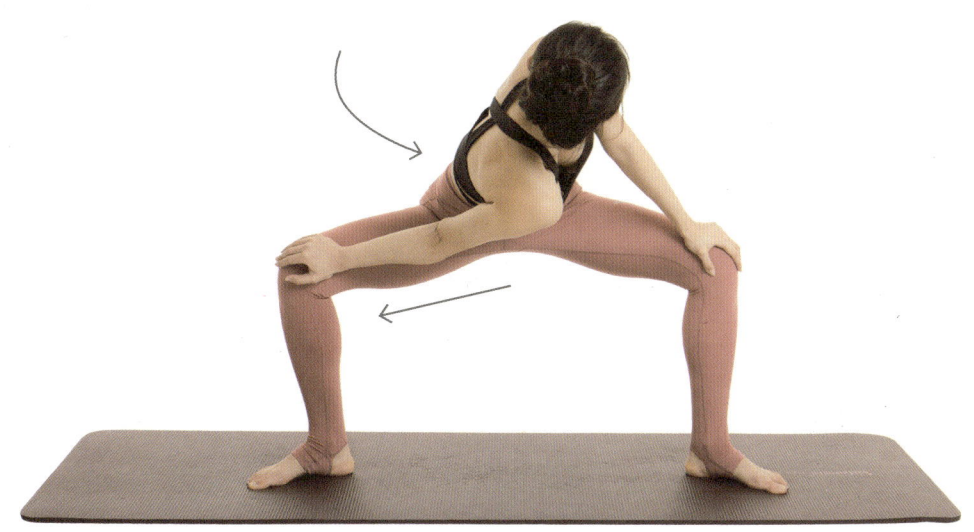

2 그 상태로 몸을 왼쪽으로 돌리면서 오른쪽 어깨를 아래쪽으로 내린다. 이때 몸을 빨래 짜듯이 틀어주고 허벅지 안쪽까지 스트레칭 되도록 오른손으로 무릎을 바깥쪽으로 밀어준다. 10초간 자세를 유지한 다음 제자리로 돌아온다.

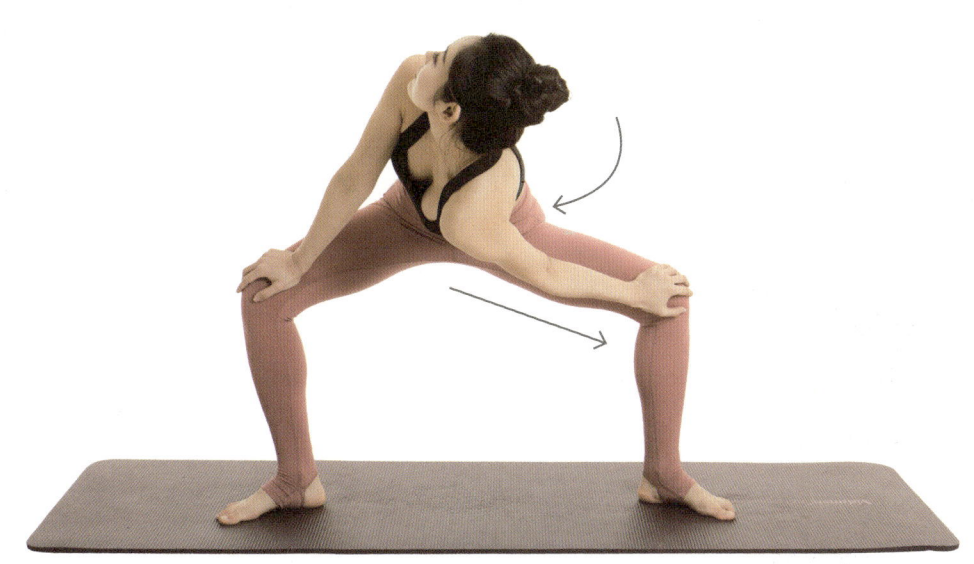

3 반대쪽도 같은 방법으로 하여 좌우 번갈아 5회씩 실시한다.

07 — Evening Stretching

다리 뒤쪽 스트레칭

- ⏰ **횟수** 5초간 자세 유지, 좌우 10회
- 🎵 **효과** 골반교정과 하체의 혈액순환을 도와주는 동작으로 다리 부종과 하체 비만으로 고민인 사람에게 꼭 추천하는 스트레칭이다. 종아리와 허벅지 뒤쪽 근육이 짧아서 동작의 범위가 좁고 유연하지 않다면 좋은 효과를 볼 수 있다.

🔍 **자극 부위**

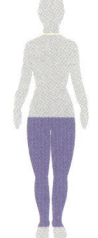

BACK

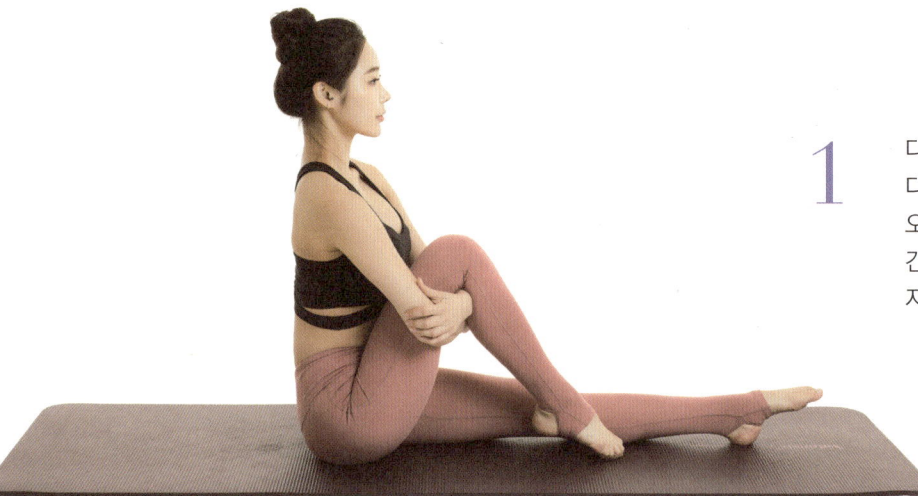

1 다리를 펴고 앉아서 오른쪽 무릎을 접는다. 그 다음 왼팔로 오른쪽 허벅지를 감싸고 그 위에 오른팔을 감싸 무릎이 가슴 가까이 오도록 당긴다. 이때 상체를 세우고 접은 무릎이 움직이지 않도록 잘 고정한다.

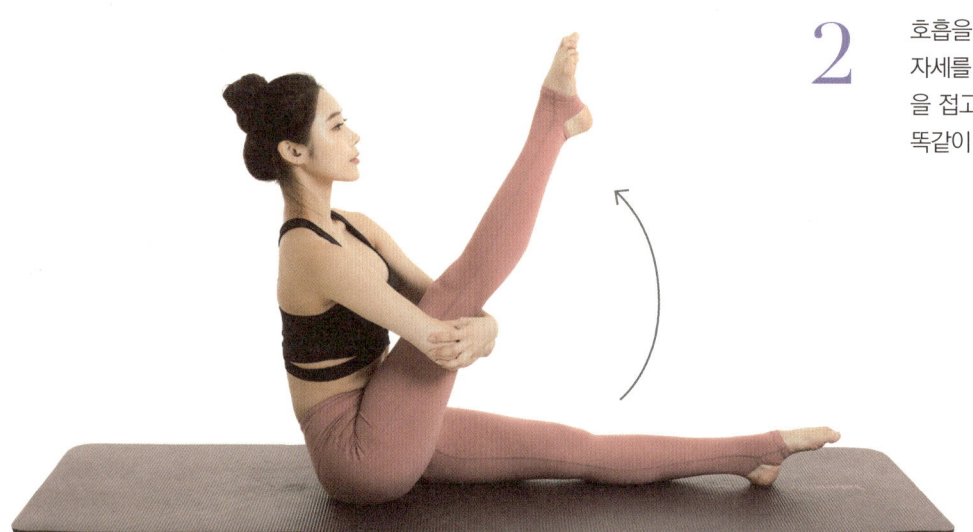

2 호흡을 천천히 내쉬면서 무릎을 펴고 5초간 자세를 유지한다. 다시 호흡을 마시면서 무릎을 접고 동작을 10회 반복한 다음 반대쪽도 똑같이 실시한다.

TIP
동작 시 다리를 많이 펴는 것은 중요하지 않다. 무릎이 다 펴지지 않는다면 펼 수 있는 범위까지만 동작하고 천천히 가동범위를 늘려주자. 다만 동작 시 상체가 구부러지지 않도록 일직선으로 등을 쭉 펴야 한다.

08 Evening Stretching
소머리 자세

- **횟수** 15초간 자세 유지, 좌우 3회
- **효과** 골반이 틀어지면 곧바로 통증으로 이어질 수가 있는데 소머리 자세는 골반을 교정하여 이러한 통증을 예방하고 좌우 균형을 잘 잡아준다. 또한 혈액순환과 림프순환을 원활하게 하여 노폐물과 지방이 축적되는 것을 막아주고 생리통을 없애는 데 매우 효과적이다.

자극 부위

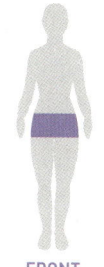

FRONT

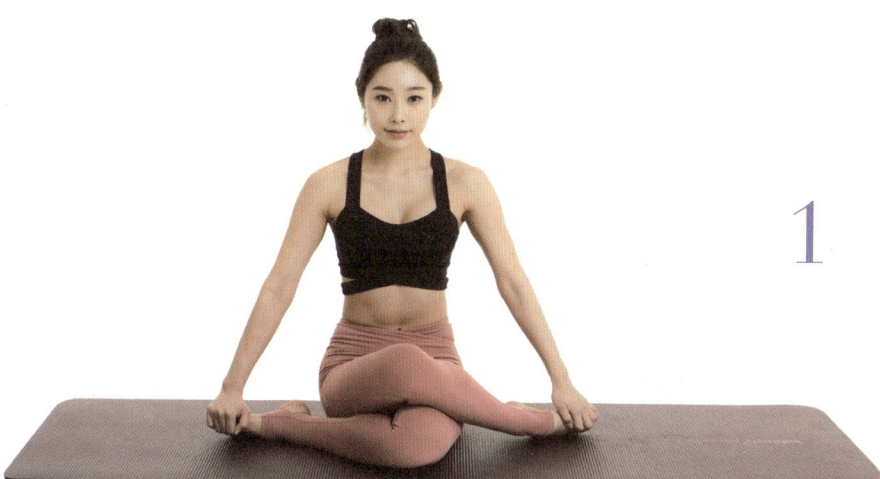

1 허리를 펴고 앉은 다음 오른쪽 다리가 왼쪽 다리 위로 올라오도록 양쪽 무릎을 포개서 다리를 꼬고 양손으로 발끝을 잡는다.

2 가슴이 무릎에 닿게 상체를 앞으로 숙여서 15초간 자세를 유지한 다음 제자리로 돌아온다. 동작을 3회 반복하고 다리를 바꿔서 같은 방법으로 실시한다.

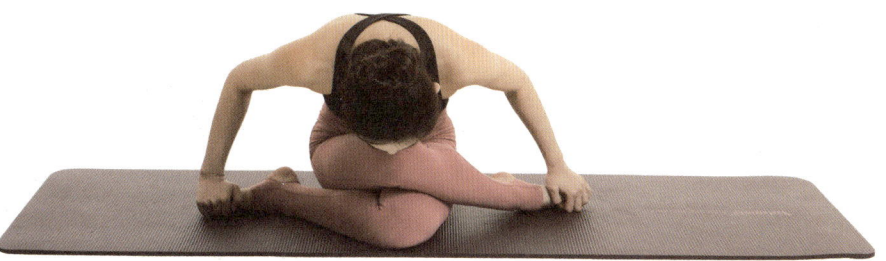

💡 Caution

동작 시 한쪽 엉덩이가 바닥에서 뜬다면 골반이 많이 틀어져 있다는 의미이다. 바닥에서 뜨지 않게 골반을 살짝 눌러주어 양쪽 골반이 같은 선상에 있도록 하자.

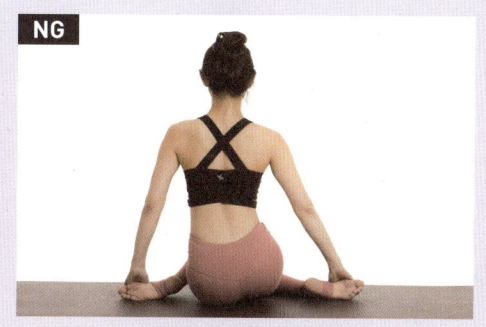

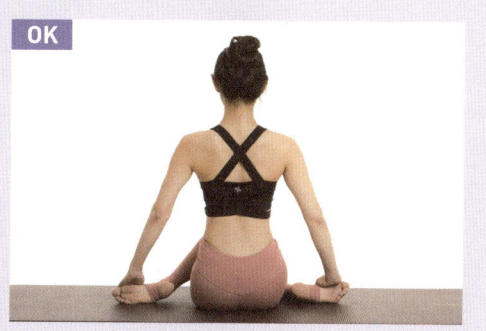

09 — Evening Stretching

4자 다리 스트레칭

- **횟수** 20초간 자세 유지, 좌우 5회
- **효과** 하체순환과 골반교정에 아주 좋고 엉덩이 근육과 종아리 근육을 풀어주어 매끈한 다리를 만들어주는 동작이다.

자극 부위

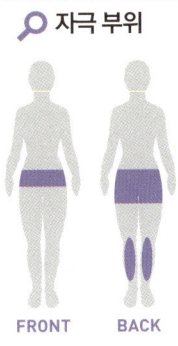

FRONT BACK

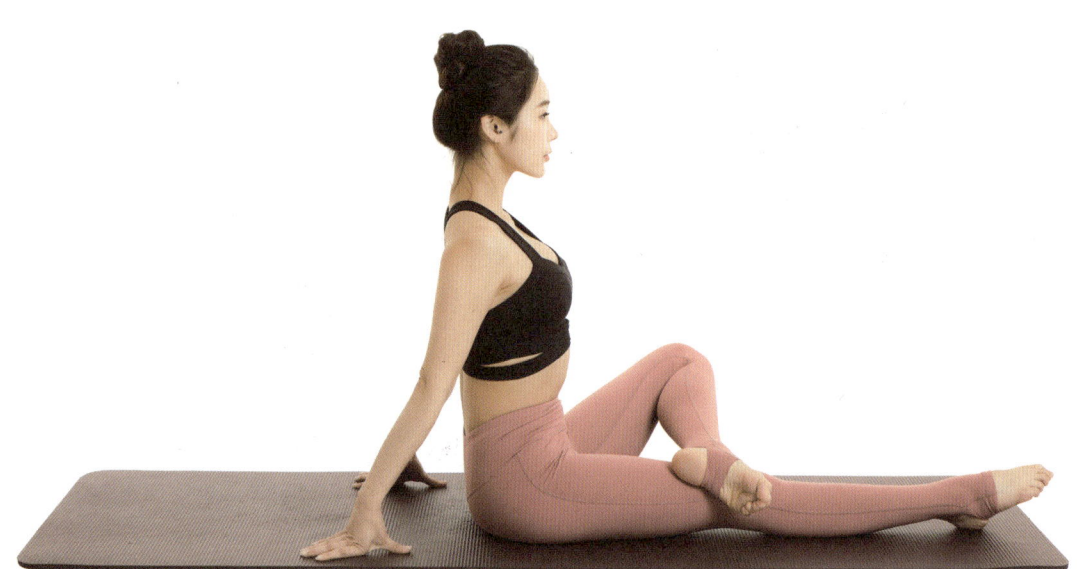

1 다리를 뻗고 앉은 다음 왼쪽 무릎을 접어 발목이 오른쪽 무릎 위에 있도록 다리를 4자로 만들어준다.

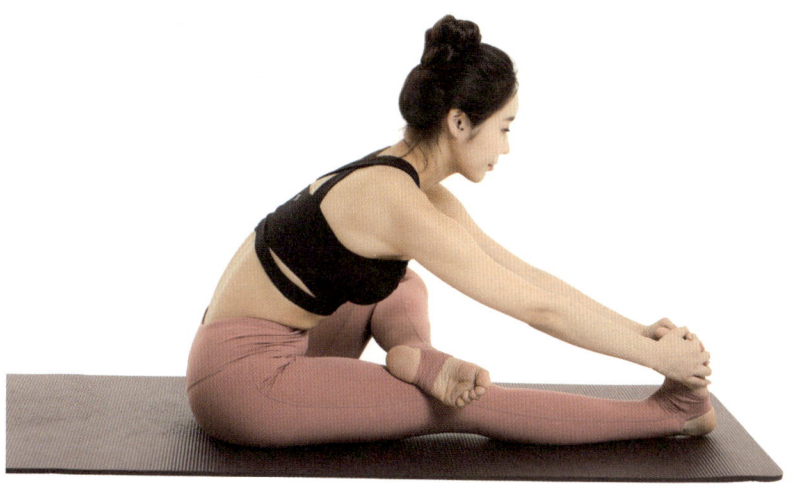

2

양손으로 오른발 끝을 잡고 몸쪽으로 당기면서 상체를 숙인다. 이때 다리를 접은 쪽의 엉덩이와 편 쪽의 종아리가 당기는 느낌이 들어야 한다. 20초간 자세를 유지하고 반대쪽도 같은 방법으로 하여 좌우 번갈아 5회씩 실시한다.

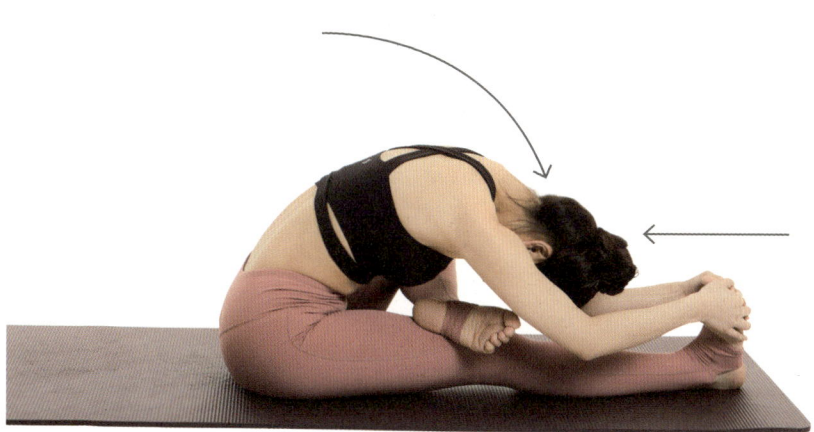

TIP
손이 발끝에 닿지 않을 경우에는 수건을 발에 걸고 동작을 실시하자.

💡 Caution

다리를 접은 쪽 골반이 뒤로 빠지기 쉽기 때문에 양쪽 골반이 같은 선상에 있도록 유지하고 다리를 편 쪽은 골반부터 발목까지 일직선이 되도록 위치를 잘 확인하자.

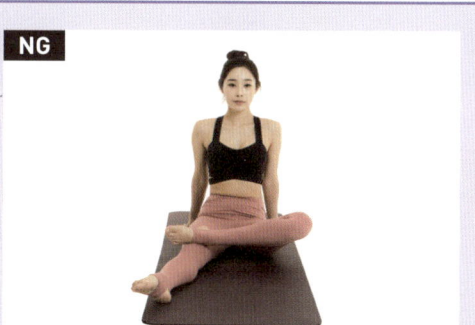
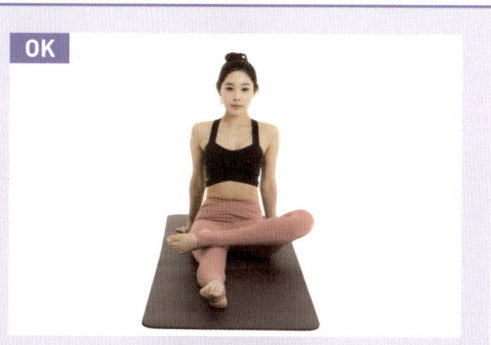

골반순환 스트레칭

Evening Stretching 10

- **횟수** 15초간 자세 유지, 좌우 5회
- **효과** 하체에 부종이 잘 생기거나 허리 통증이 있는 사람, 하체 비만인 사람에게 꼭 추천하는 스트레칭이다. 4자 다리 스트레칭에 이어서 하면 효과가 더 좋다.

자극 부위

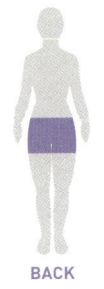

BACK

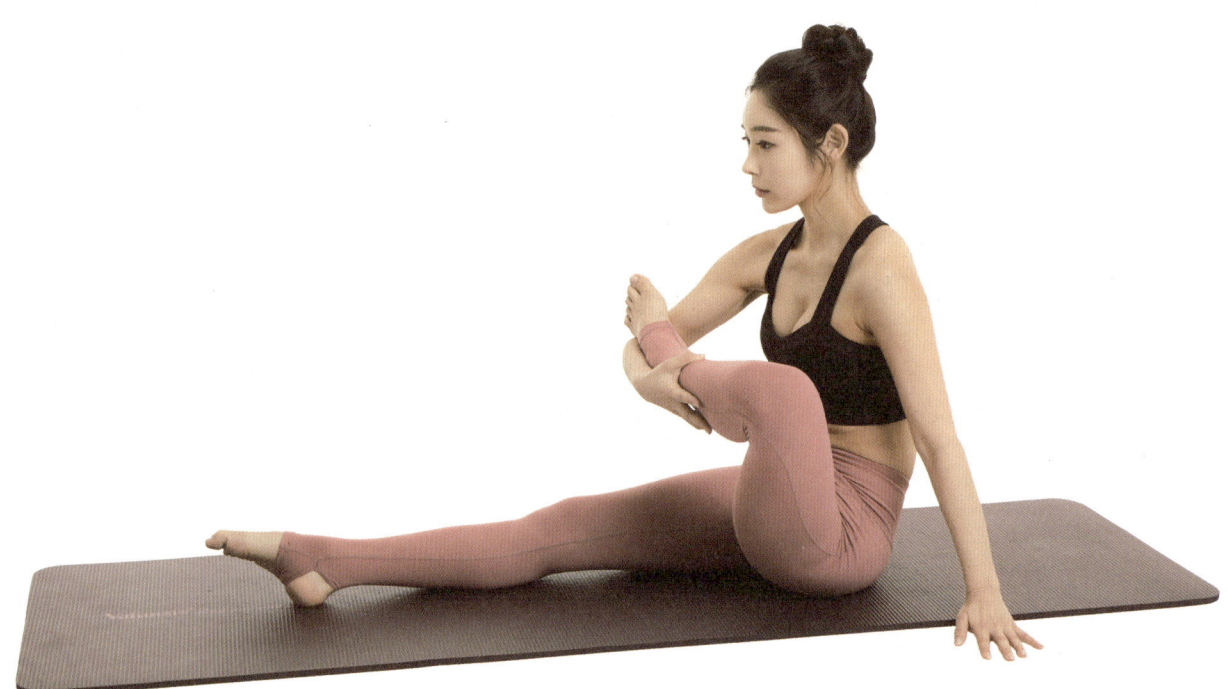

1 다리를 펴고 앉은 다음 왼쪽 무릎을 접어서 오른손으로 종아리를 받쳐 잡는다.

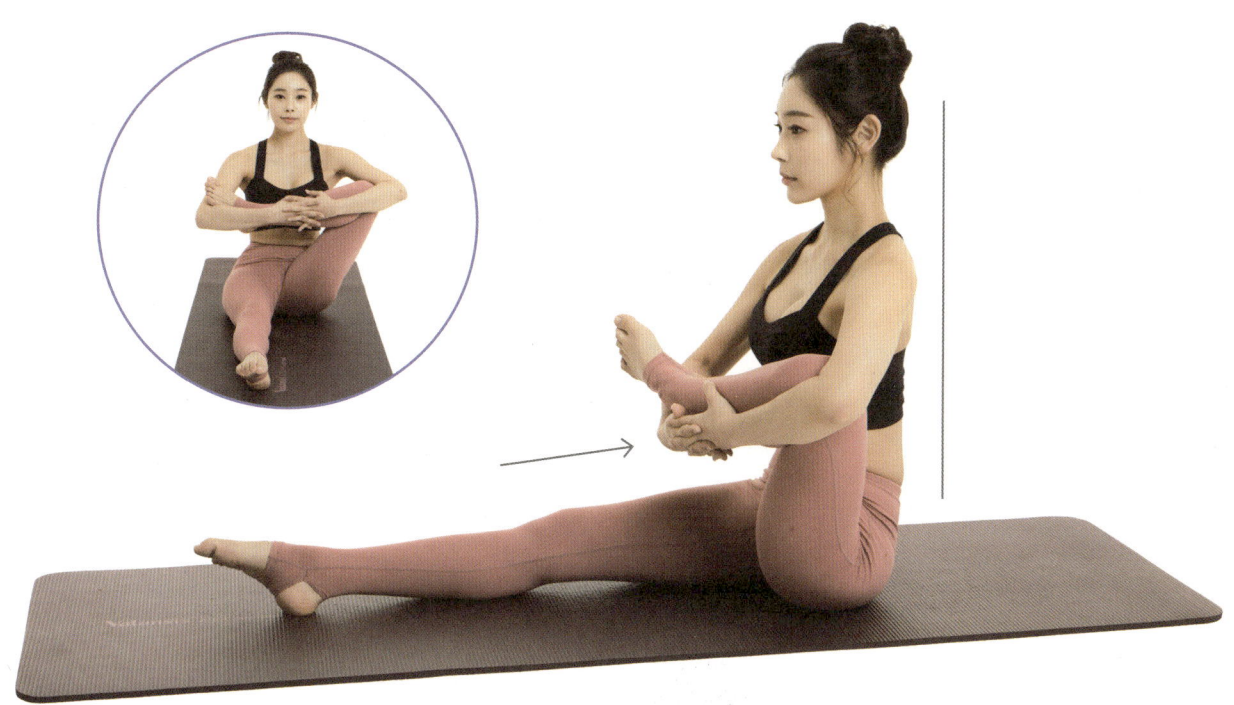

2 그 상태에서 왼손으로 다리를 감싸 안아 오른손과 깍지를 끼고 몸쪽으로 당긴다. 이때 상체가 구부러지지 않게 일직선으로 세우고 15초간 자세를 유지한다. 다리를 당기는 것보다 상체를 최대한 일직선으로 세우는 게 더 중요하다. 반대쪽도 같은 방법으로 하여 좌우 번갈아 5회씩 실시한다.

> **TIP**
>
> 깍지 끼우기가 어렵다면 감싸 안는 손으로 다리를 잡고 동작한다. 그래도 자세가 많이 불편하다면 아래쪽에서 종아리를 받쳐 잡고 실시하자.
>
>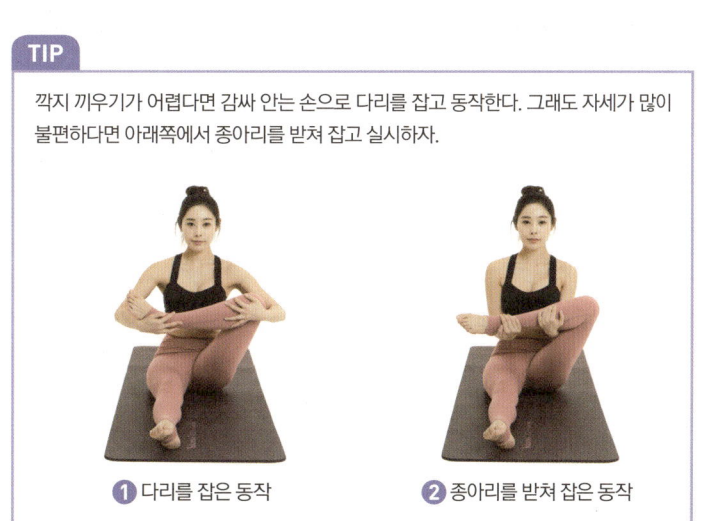
>
> ❶ 다리를 잡은 동작   ❷ 종아리를 받쳐 잡은 동작

11 Evening Stretching

원 레그 다운독

- ⏰ **횟수** 10초간 자세 유지 X 2, 좌우 3회
- 🎵 **효과** 굽은 등과 어깨를 펴주고 종아리와 발목을 슬림하게 만들어준다.
한쪽 다리로 몸을 지탱해야 하기 때문에 기본 다운독 자세보다 근력과 유연성을 향상시킬 수 있고
탄력 있는 엉덩이와 다리를 만들 수 있다.

🔍 **자극 부위**

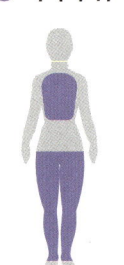

BACK

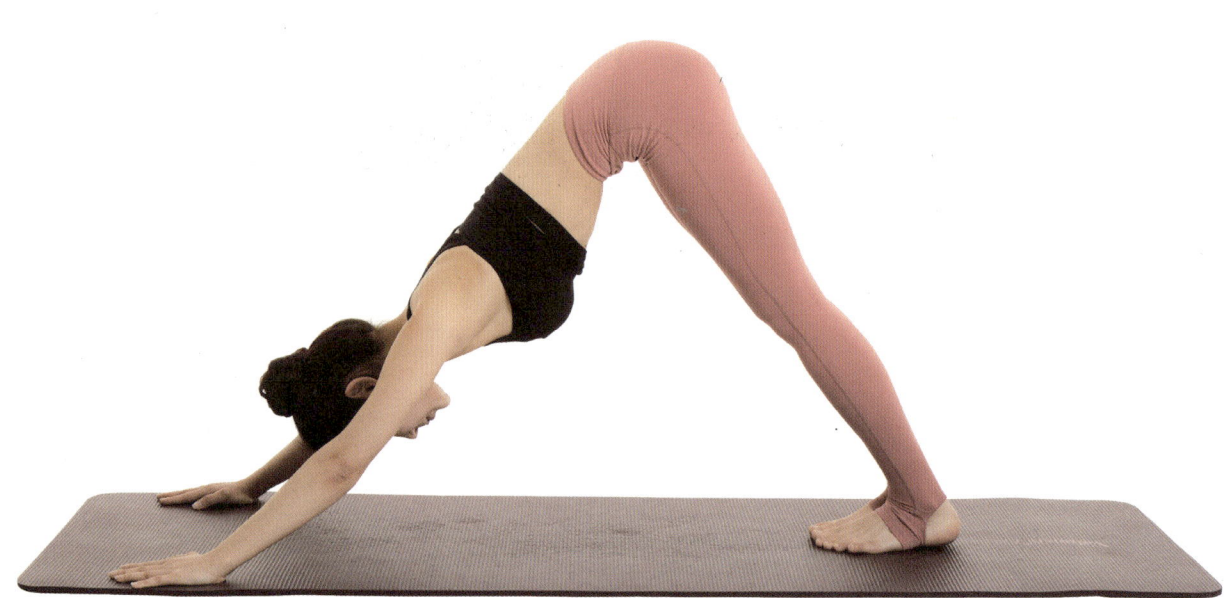

1 손과 발을 바닥에 대고 엉덩이를 위로 들어 올려 몸을 'ㅅ'자 모양으로 만들어준다. 이때 어깨와 가슴을 아래쪽으로 누르면서 무릎을 쭉 펴 온몸을 스트레칭한다. 뒤꿈치를 바닥에 다 붙이기 어렵다면 살짝 들어서 동작해도 좋다.

2 엉덩이 힘으로 오른쪽 무릎을 접어 위로 들고 왼쪽 다리로만 바닥을 지탱하여 종아리와 허벅지를 더 늘려준다. 10초간 자세를 유지한다.

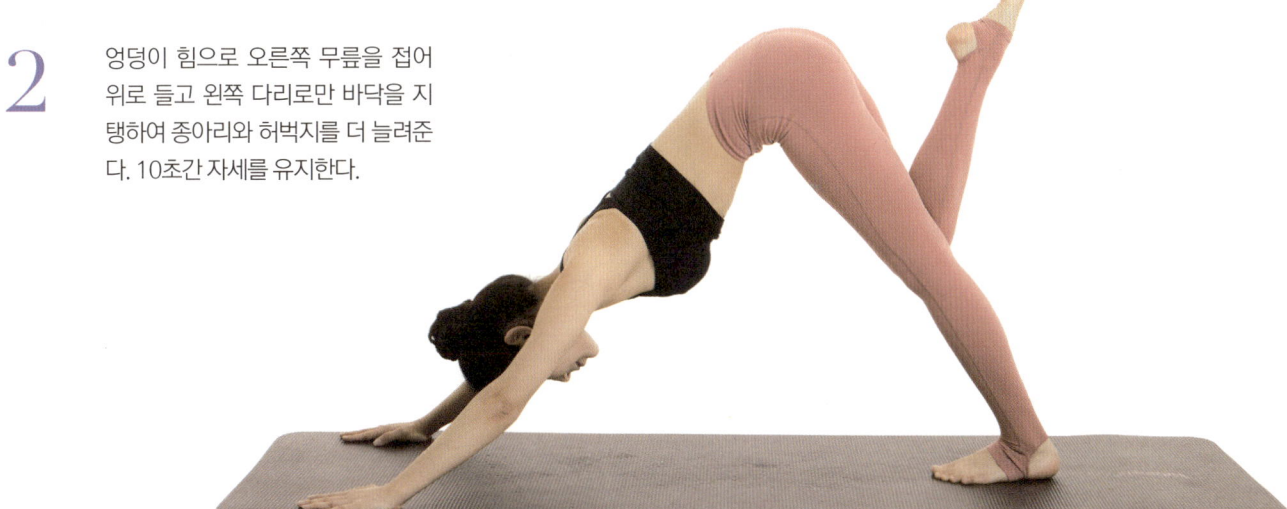

3 그다음 오른쪽 무릎을 위로 쭉 펴고 엉덩이 힘으로 버티면서 다시 10초간 자세를 유지한다. 중심을 잡는 왼쪽 다리는 종아리와 허벅지 스트레칭에 집중하고 오른쪽 다리는 엉덩이 근력으로 다리를 들어 허벅지 앞쪽을 스트레칭한다. 반대쪽도 같은 방법으로 하여 좌우 번갈아 3회씩 실시한다.

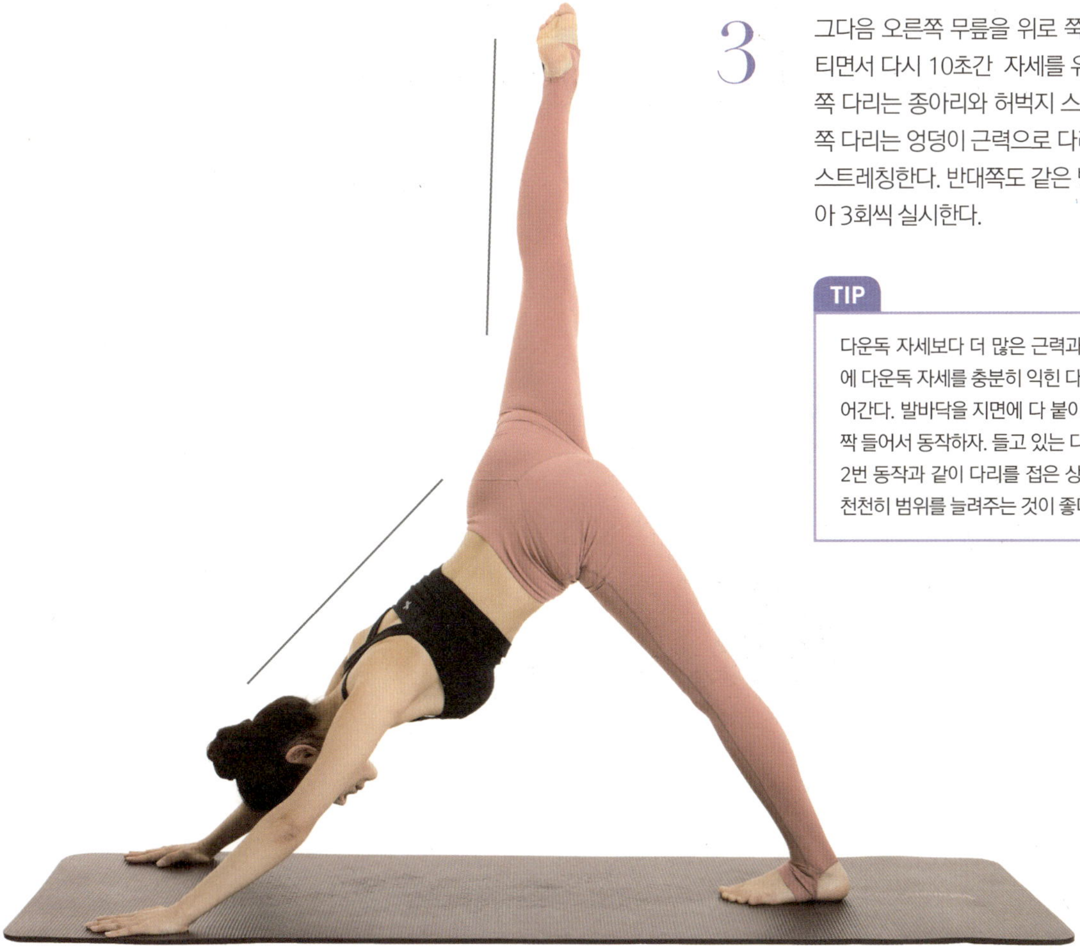

> **TIP**
> 다운독 자세보다 더 많은 근력과 유연성이 필요하기 때문에 다운독 자세를 충분히 익힌 다음 원 레그 다운독으로 넘어간다. 발바닥을 지면에 다 붙이기 어렵다면 뒤꿈치를 살짝 들어서 동작하자. 들고 있는 다리를 펴기 힘든 경우에는 2번 동작과 같이 다리를 접은 상태로 꾸준히 실시한 후에 천천히 범위를 늘려주는 것이 좋다.

Part 3 저녁 스트레칭　091

12 — Evening Stretching

스위밍

- **횟수** 30회
- **효과** 스위밍은 척주기립근을 강화하고 허리통증을 완화하는 데 좋은 동작이다. 힙업과 등, 허리 쪽 군살까지 정리해주는 동작이니 뒤태를 예쁘게 만들고 싶다면 꾸준히 해주자.

자극 부위

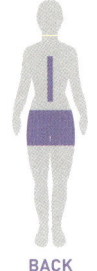

BACK

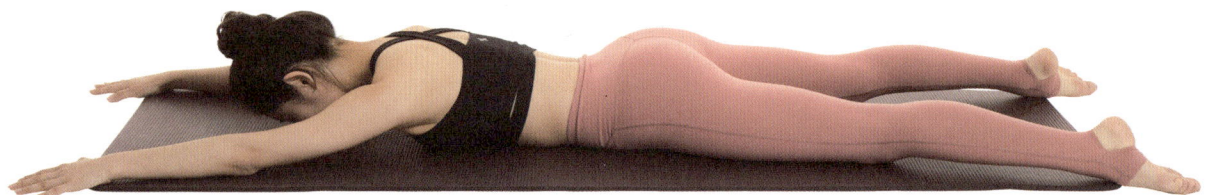

1 매트 위에 엎드려서 양팔과 다리를 어깨너비만큼 벌려 슈퍼맨 자세를 만들어 준다. 이때 발끝이 바깥쪽을 향하게 하자.

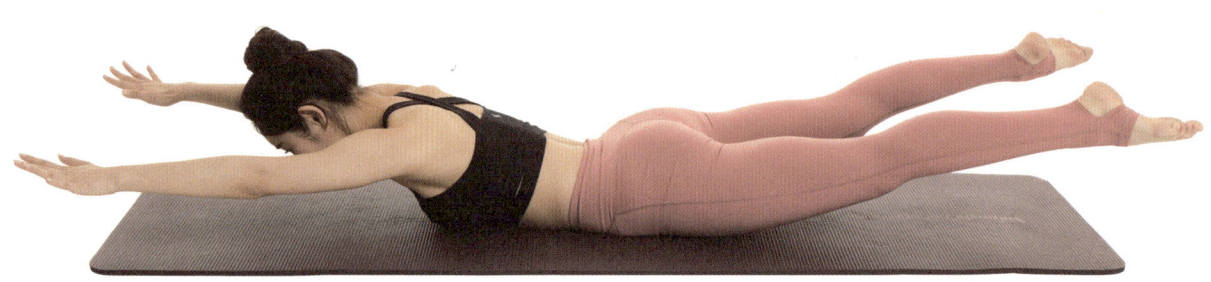

2 호흡을 마시면서 상체를 들고 엉덩이와 허벅지 힘으로 다리를 위로 들어준다.

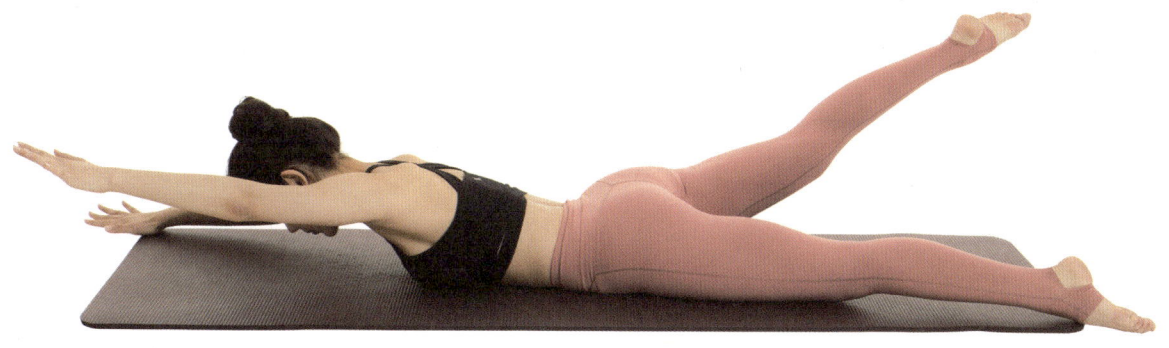

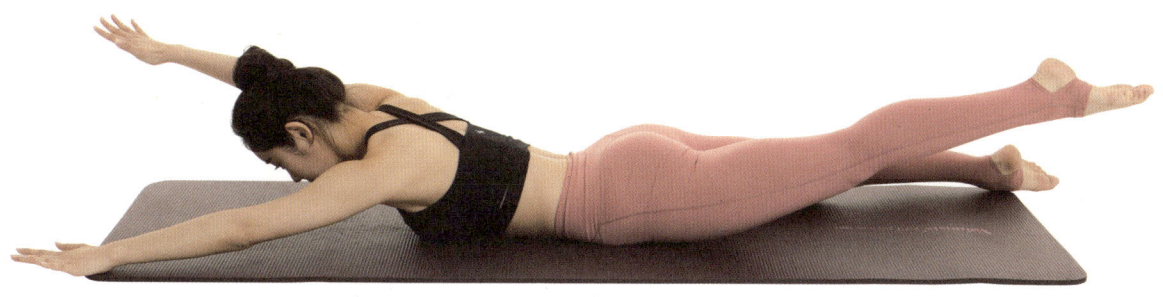

3 자세를 그대로 유지하면서 물 위에서 수영하듯이 팔과 다리를 움직여 주는데 왼팔과 오른쪽 다리를 함께 들었다가 내리고 오른팔과 왼쪽 다리를 함께 들었다가 내린다. 리듬감 있게 팔과 다리를 움직여 호흡과 같이 양쪽 한 번씩 한 것을 1회로 한다. 마시는 호흡에 5회, 내쉬는 호흡에 5회를 실시할 수 있는 정도의 속도로 움직이고 총 30회 실시한다.

TIP

천천히 움직이기보단 리듬감 있게 움직여야 동작이 수월하다. 척주기립근이 강화되면 50회나 100회로 횟수를 늘린다.

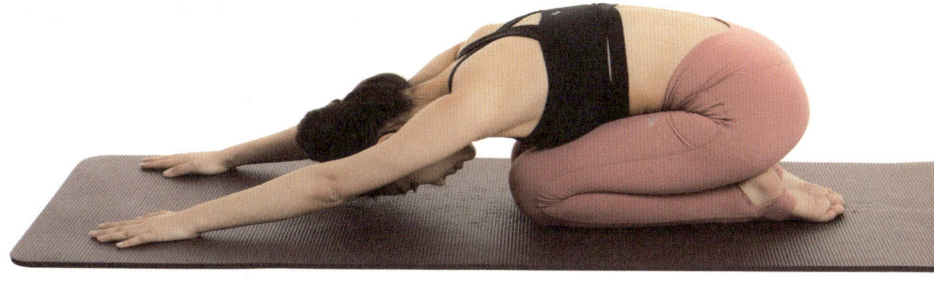

4 동작을 다 마친 후에는 아기 자세로 20초 동안 휴식하여 수축된 척주기립근을 다시 이완시켜준다.

⚠ Caution

동작 시 어깨와 승모근에 힘이 들어가지 않도록 귀와 어깨 사이를 떨어뜨리고 어깨를 잘 잡은 상태에서 팔을 든다.

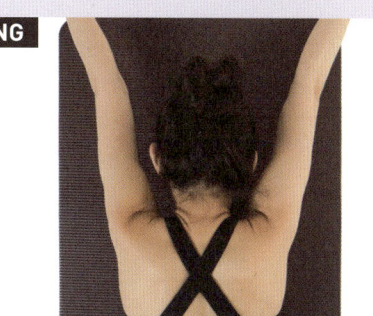
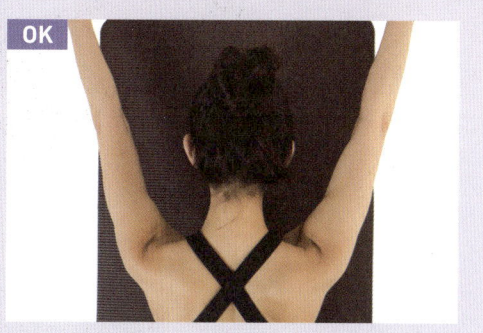

13 Evening Stretching

머메이드 & 사이드밴드

- **횟수** 10초간 자세 유지, 좌우 5회
- **효과** 불균형한 골반을 바로 잡고 척추교정 효과도 볼 수 있는 운동이다. 또한 옆구리 살을 제거하여 허리를 슬림하게 만들어 준다

자극 부위

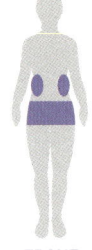

FRONT

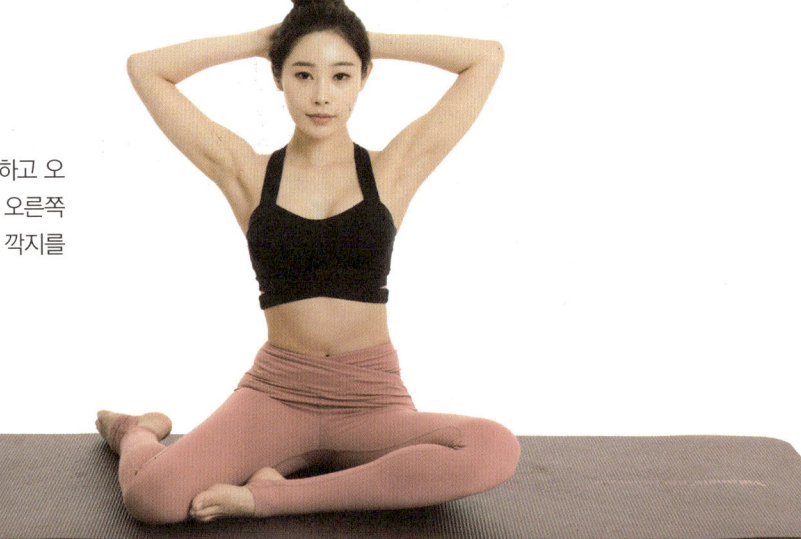

1 매트 위에 앉아 왼쪽 다리는 가부좌를 하고 오른쪽 다리를 뒤로 접어 왼쪽 발바닥에 오른쪽 허벅지가 닿게 한다. 그다음 양손으로 깍지를 껴서 머리 뒤에 둔다.

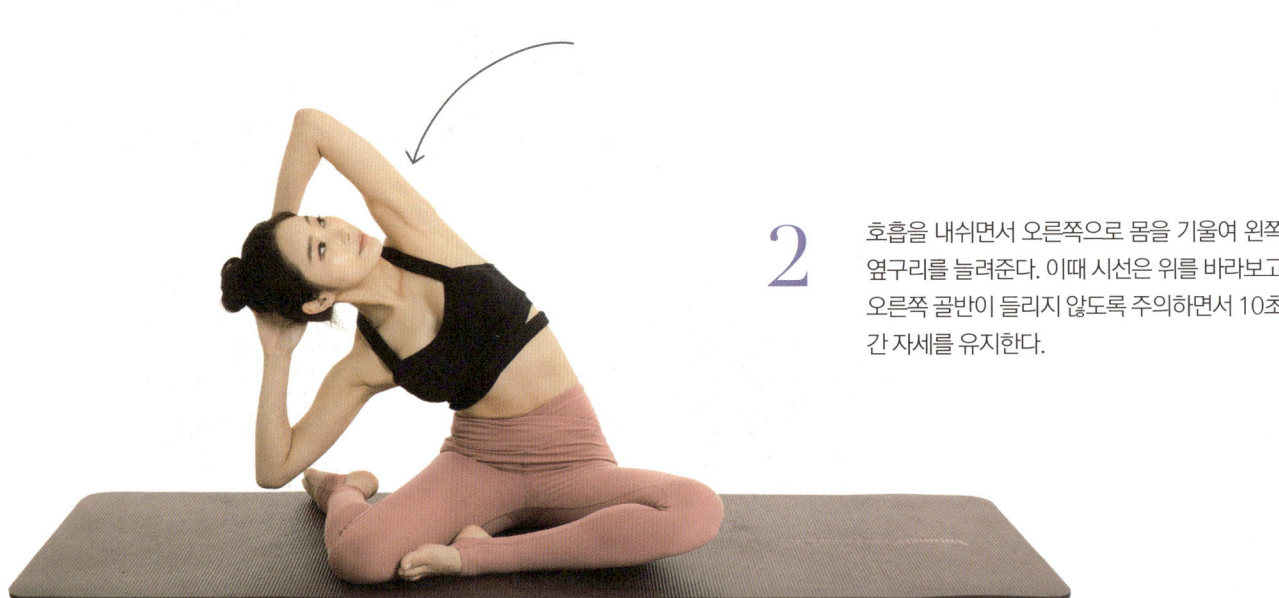

2 호흡을 내쉬면서 오른쪽으로 몸을 기울여 왼쪽 옆구리를 늘려준다. 이때 시선은 위를 바라보고 오른쪽 골반이 들리지 않도록 주의하면서 10초간 자세를 유지한다.

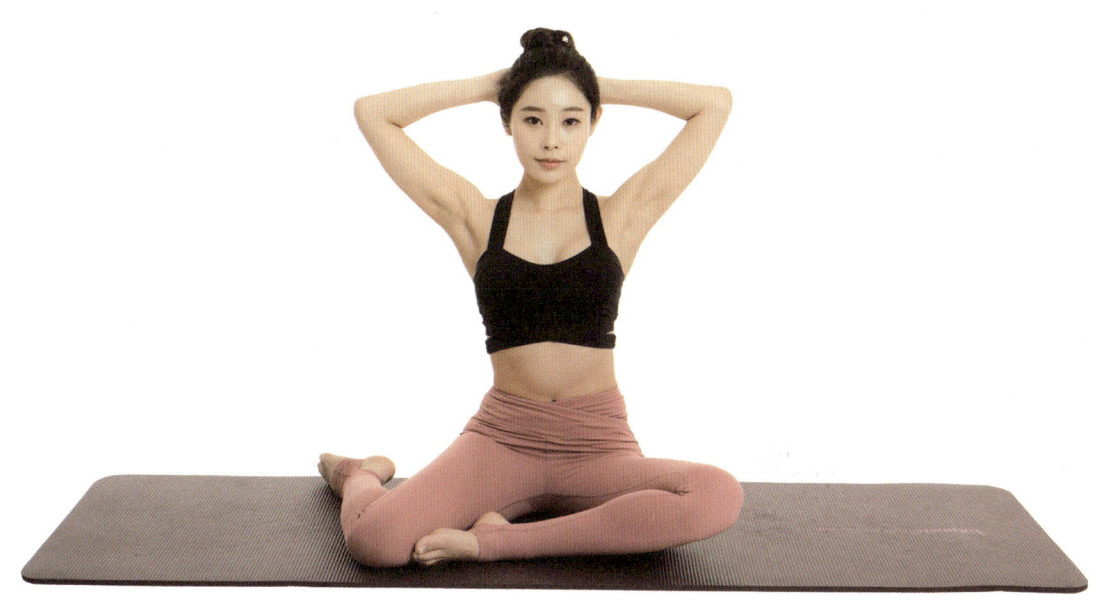

3 호흡을 마시면서 다시 상체를 세우는데, 상체를 세울 때는 늘렸던 옆구리 힘에 집중하여 동작한다. 동작을 5회 반복한 다음 다리를 바꿔서 똑같이 실시한다.

TIP 1
동작 시 다리를 뒤로 접은 쪽 엉덩이가 많이 들릴 경우 반대쪽 엉덩이 밑에 수건을 접어 깔고 골반 높이를 조절해준다.

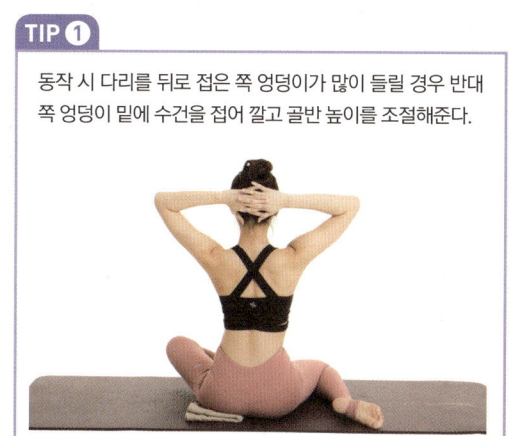

TIP 2
골반이 너무 불편하다면 가부좌로 자세를 바꿔서 실시하자.

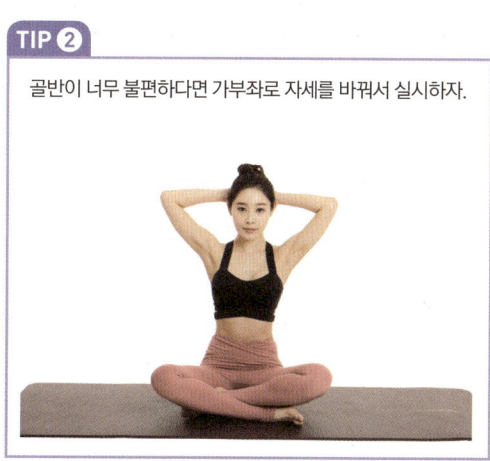

14 Evening Stretching

장요근 스트레칭

- **횟수** 20초간 자세 유지, 좌우 2회
- **효과** 조금 난이도가 있는 허벅지 앞쪽, 고관절 스트레칭으로 경직된 고관절을 풀어주어 하체의 순환이 잘될 수 있도록 하고 유연성을 향상시켜주는 동작이다.

자극 부위

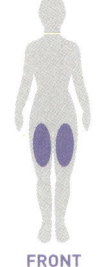

FRONT

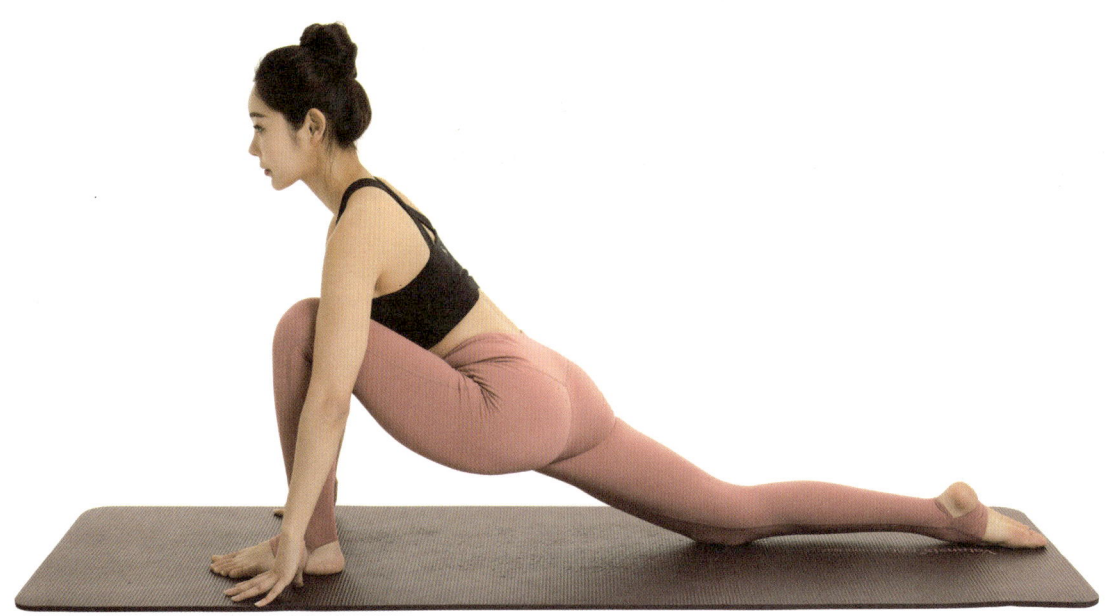

1 왼쪽 무릎을 90도로 세우고 앉은 자세에서 오른쪽 다리를 뒤로 편다.

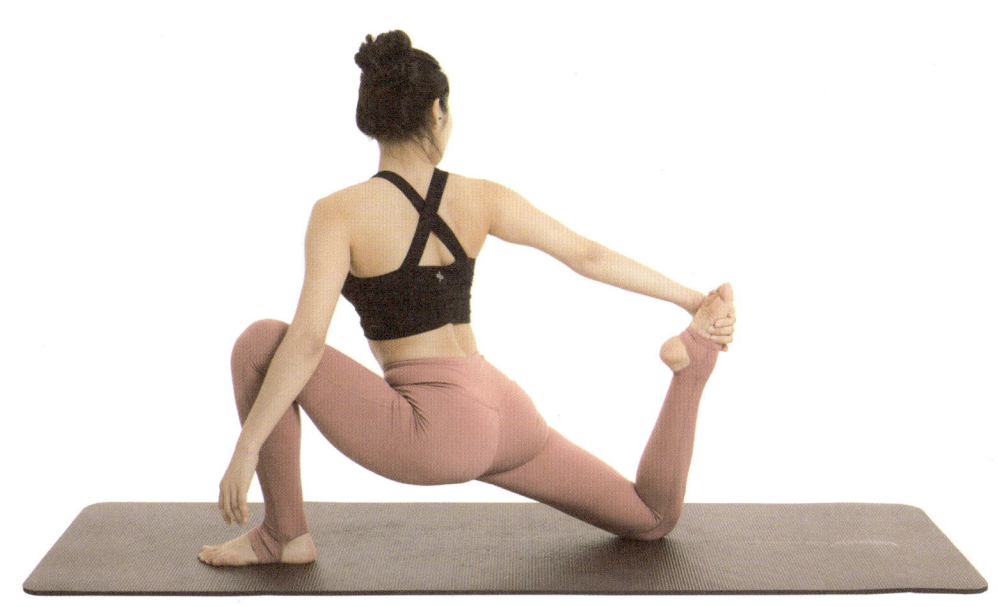

2 그 상태로 오른쪽 무릎을 접어서 오른손으로 발등을 잡고 엉덩이 쪽으로 당긴다. 20초간 자세를 유지한 다음 풀어주고 반대쪽도 같은 방법으로 하여 좌우 번갈아 2회씩 실시한다.

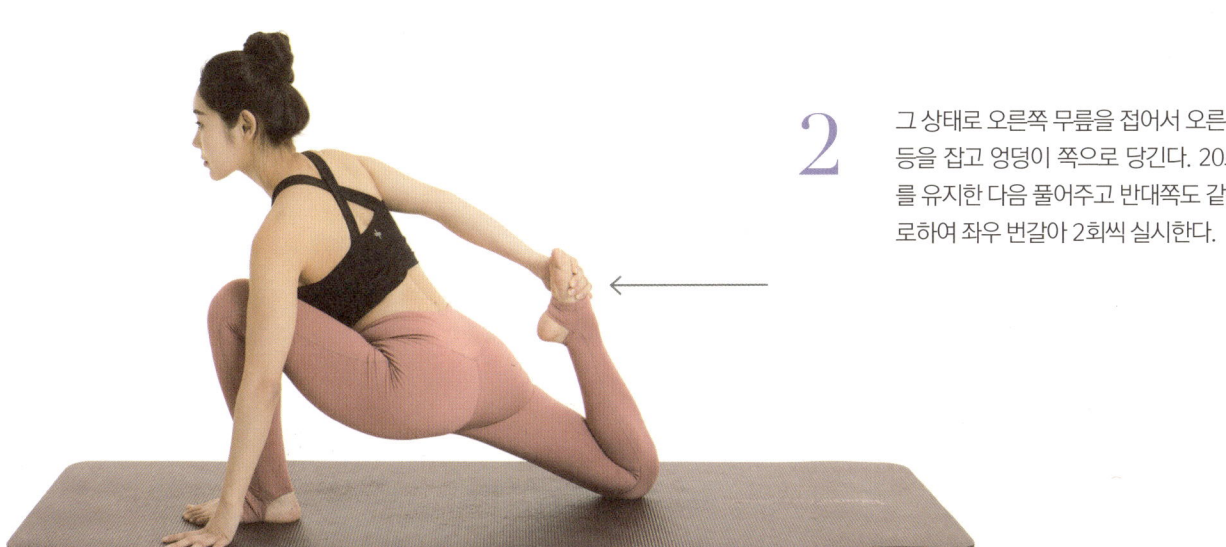

TIP 1

1 발등을 손으로 잡기 어렵다면 벽에 다리를 대고 동작해도 좋다. 양손으로 바닥을 짚고 한쪽 다리를 앞으로 빼서 무릎을 90도로 세운다. 뒤쪽에 있는 다리는 벽에 대고 발끝이 위를 향하게 한다.

2 그다음 양손을 무릎 위에 얹어 상체를 세우고 30초간 자세를 유지한다. 반대쪽도 같은 방법으로 하여 좌우 번갈아 2회씩 실시한다.

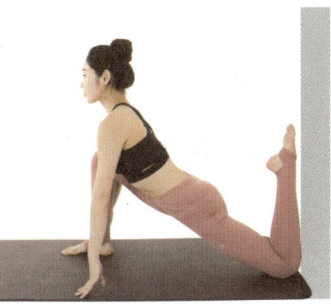 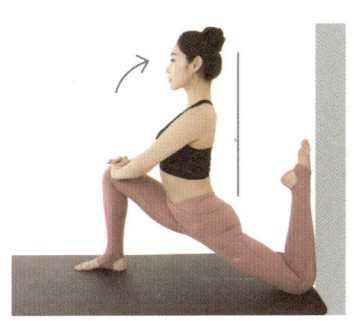

15 Evening Stretching

레그 인 & 아웃

- **횟수** 5초간 자세 유지, 10회
- **효과** 허벅지 안쪽 내전근이 경직되면 고관절의 움직임이 둔화되고 무릎이나 허리 통증을 유발할 수가 있는데 틈틈이 이 동작을 해주면 이러한 증상들을 완화할 수 있다. 또한 허벅지 안쪽 군살을 제거해주고 다리를 예쁘게 교정해주는 효과가 있다.

자극 부위

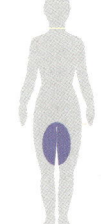

FRONT

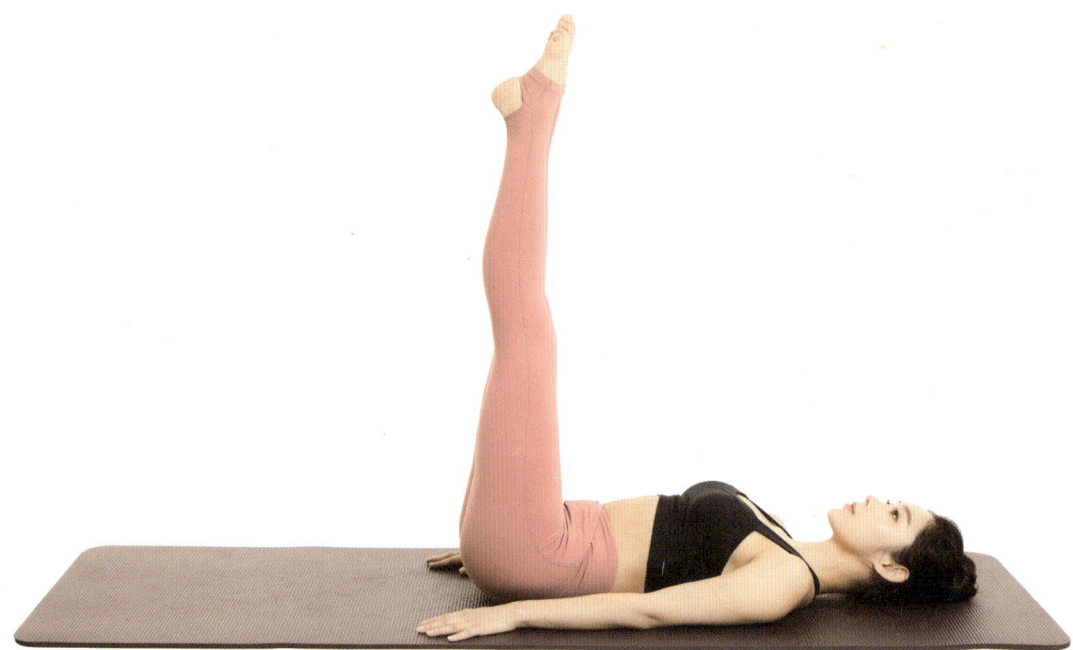

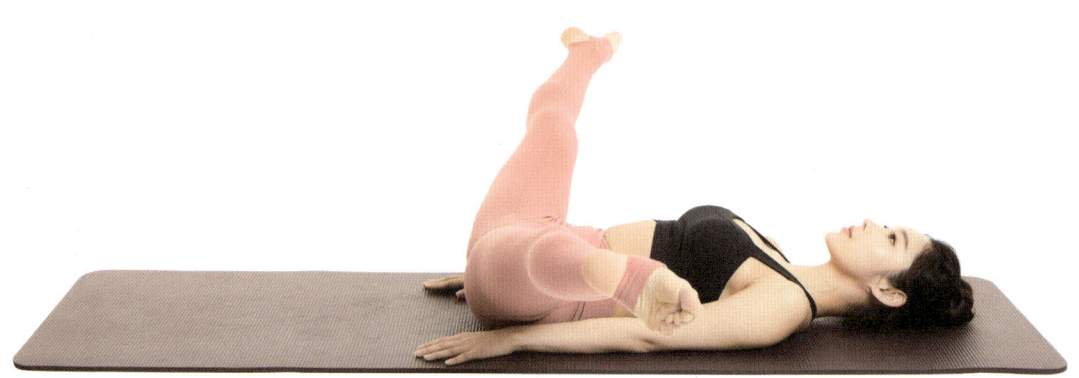

1 매트에 누워 다리를 위로 들고 양옆으로 천천히 벌린 후 5초간 자세를 유지한다.

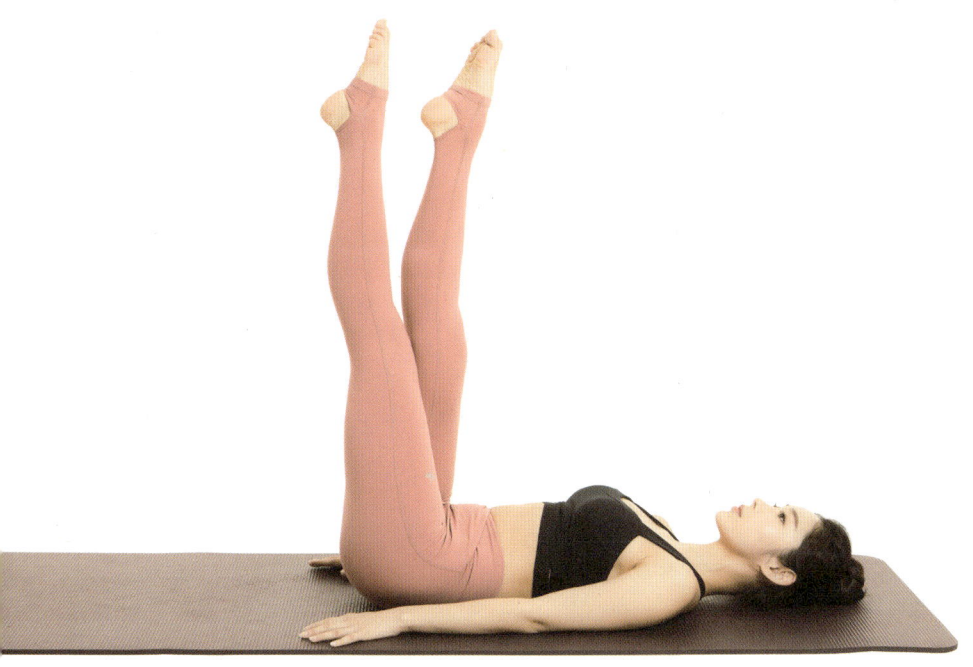
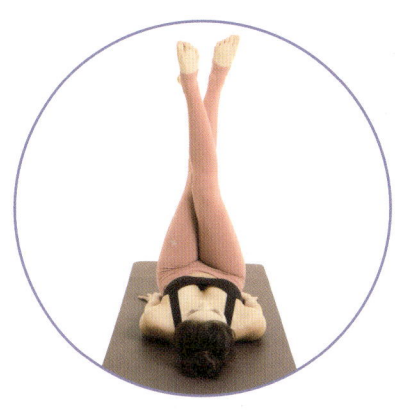

2 그다음 호흡을 내쉬면서 다리를 위로 모으고 교차한다. 다리를 모을 때는 허벅지 안쪽 근육의 힘으로 당겨주고 발을 바꾸면서 다리를 교차하여 동작을 10회 실시한다.

3

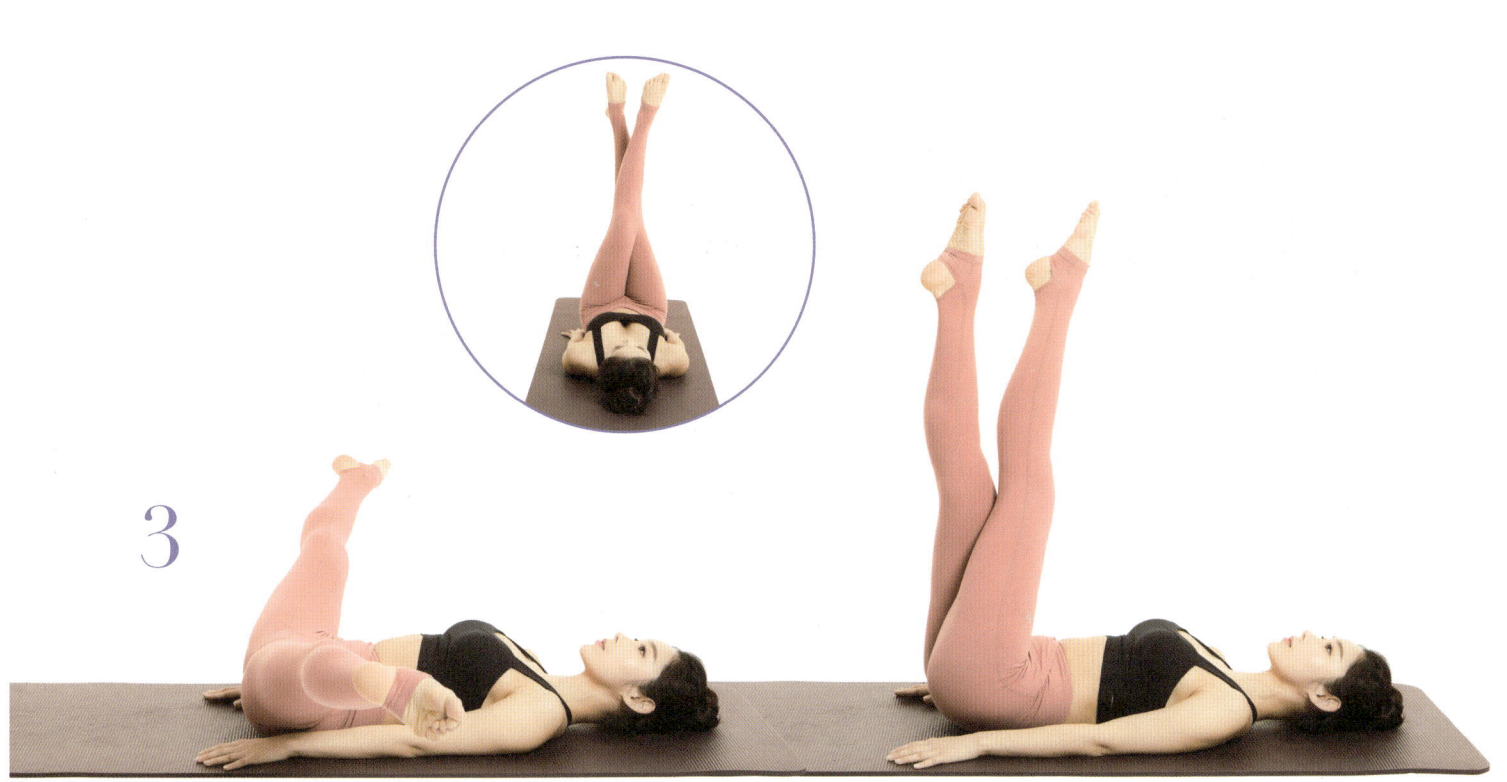

Part 3 저녁 스트레칭 099

16 Evening Stretching

백 익스텐션

- **횟수** 30초간 자세 유지, 5회
- **효과** 굽은 등과 어깨를 교정하는데 효과가 매우 좋고 척주기립근과 둔근을 강화하여 허리 건강은 물론, 등과 엉덩이를 탄력 있게 만들어주는 동작이다.

자극 부위

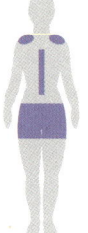

BACK

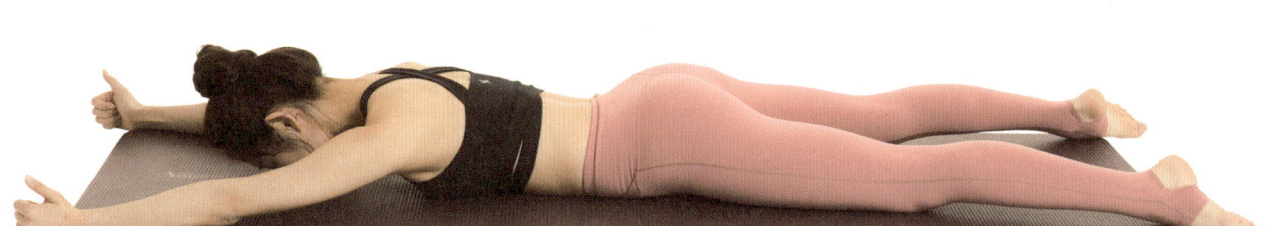

1 매트 위에 엎드려서 주먹을 쥐고 엄지손가락이 위를 향하게 한 다음 'Y'자로 팔을 뻗는다.

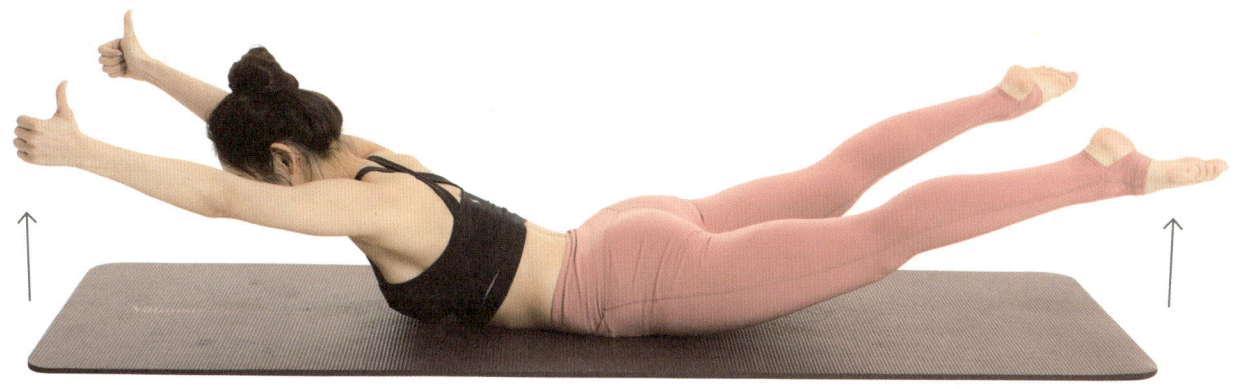

2 그 상태로 팔과 다리를 동시에 들어 올려 30초간 자세를 유지한다.
이때 견갑골을 등 뒤로 바짝 모아주는 힘이 정확하게 들어가야 한다.

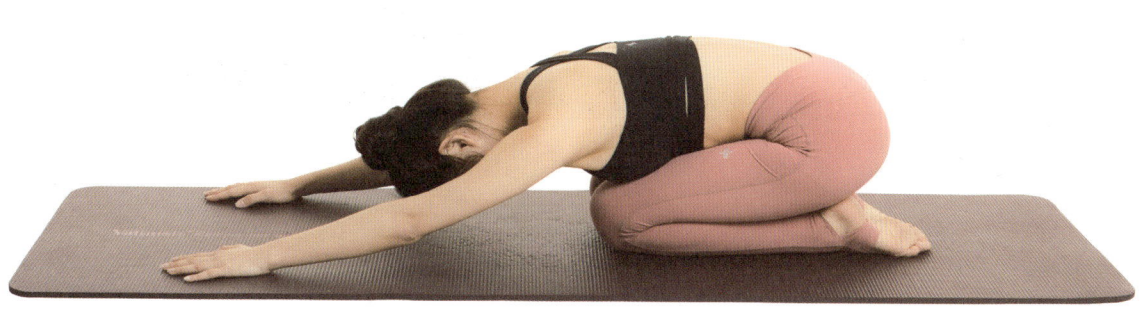

3 마지막은 아기 자세로 마무리하여 수축된 척주기립근을 다시 이완시
키고 동작을 5회 반복한다.

Caution

과도하게 고개를 들어 올리면 목 근육이 무리하게 쓰일 수 있으니 주의하자.

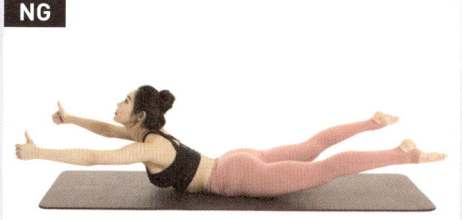 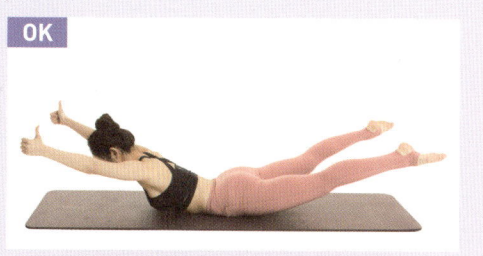

17 — Evening Stretching

다리 꼬고 몸통 비틀기

- **횟수** 20초간 자세 유지, 양쪽 2회
- **효과** 어깨, 등, 허리, 허벅지까지 한 번에 스트레칭할 수 있는 동작으로 온몸의 피로를 시원하게 풀어준다. 특히 엉덩이 깊숙한 곳에 있는 이상근의 긴장을 풀어주어 허리 디스크나 척추질환, 좌골신경통과 같은 이상근 증후군을 가진 사람에게 매우 좋다.

🔍 자극 부위

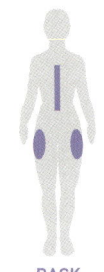

BACK

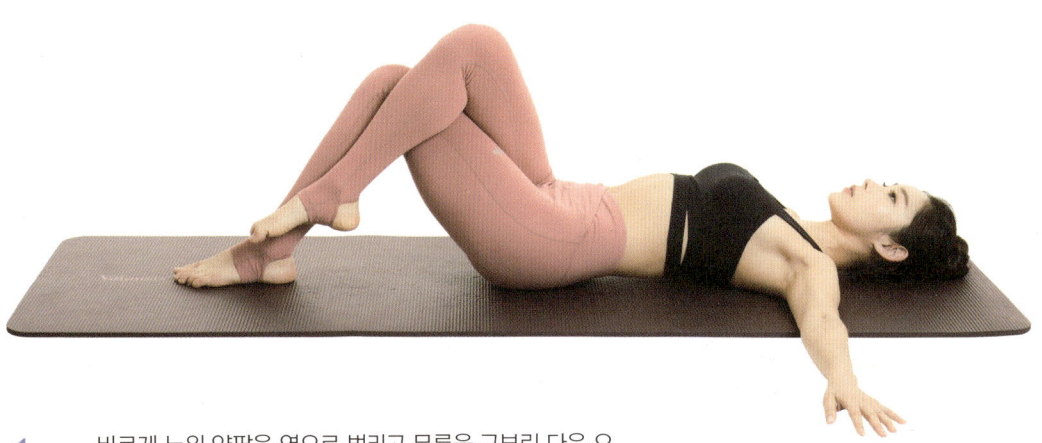

1 바르게 누워 양팔을 옆으로 벌리고 무릎을 구부린 다음 오른쪽 다리를 왼쪽 다리 위로 꼬아준다.

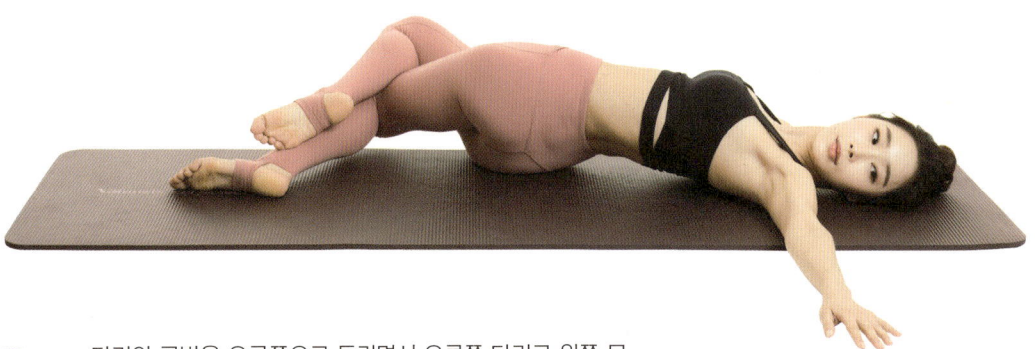

2 다리와 골반을 오른쪽으로 돌리면서 오른쪽 다리로 왼쪽 무릎을 눌러준다. 이때 고개는 반대쪽으로 돌려주고 어깨와 견갑골이 바닥에서 뜨지 않게 주의하자. 20초간 자세를 유지한다.

3

다시 제자리로 돌아오고 다리를 바꿔서 반대쪽도 같은 방법으로 하여 좌우 번갈아 2회씩 실시한다.

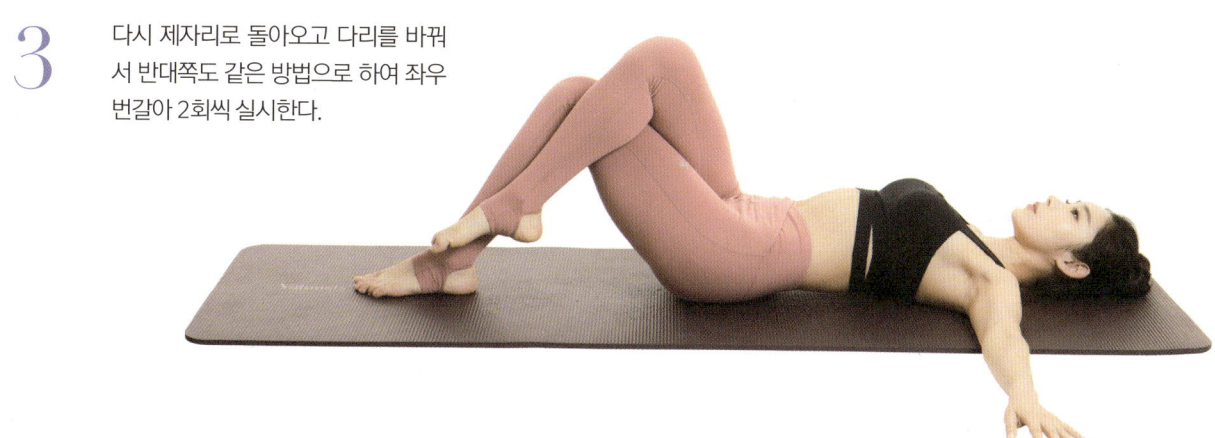

4

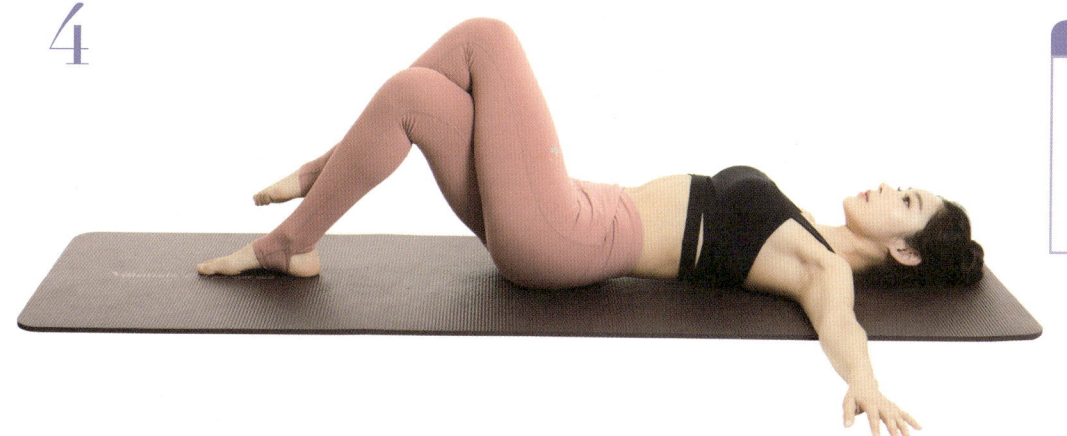

> **TIP**
> 상, 하체를 서로 반대 방향으로 돌려 척추를 스트레칭하고 위에 있는 다리로 밑에 있는 다리를 눌러 엉덩이와 허벅지가 당기는 느낌이 들도록 한다.

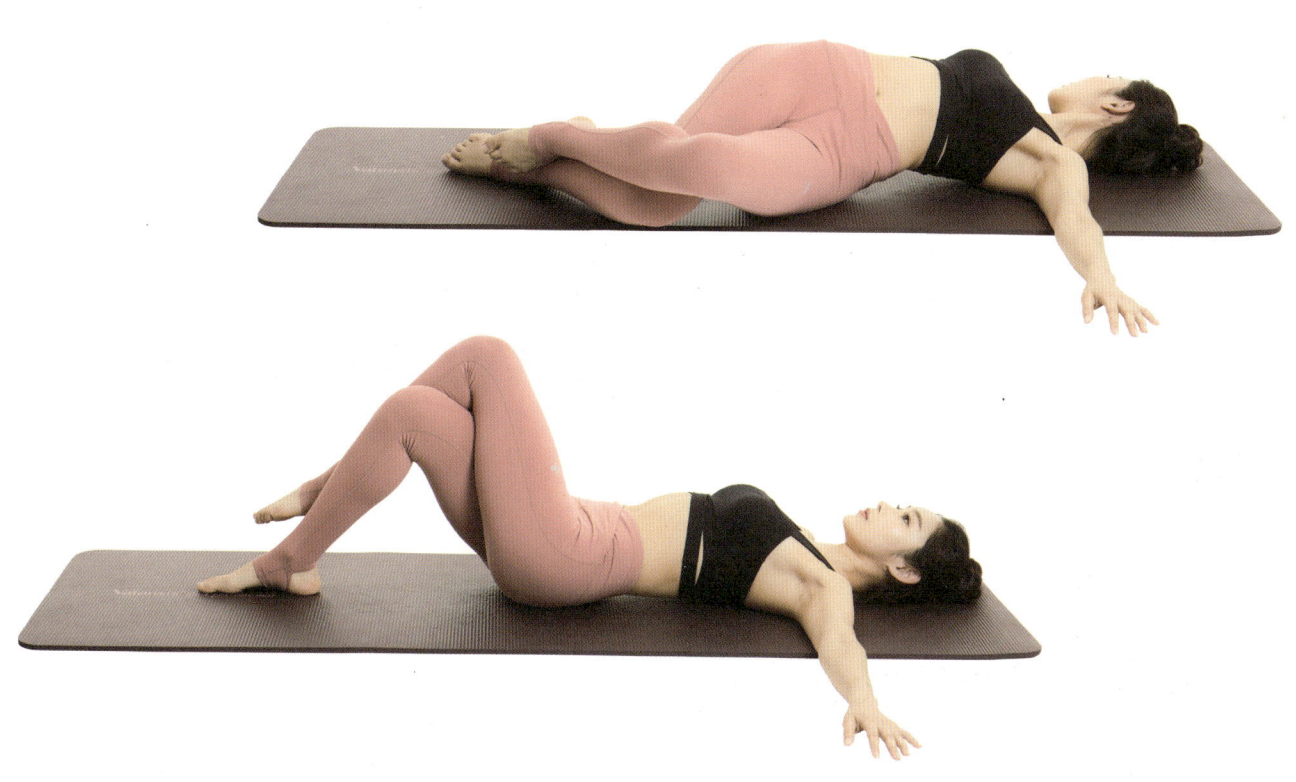

18 Evening Stretching

데벨로페

- **횟수** 좌우 15회
- **효과** 몸매가 불균형하고 하이힐을 즐겨 신어 종아리가 두꺼워지거나 하체가 비대해진 여성에게 아주 좋은 동작이다. 근육을 늘리면서 유산소 운동까지 겸할 수 있어 하체순환에 좋고 매끈한 다리라인을 만들어준다.

자극 부위

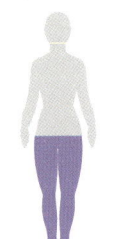

BACK

1 상체를 약간 세우고 누워서 팔꿈치로 몸을 지지한 다음 다리를 발목까지 쭉 편다.

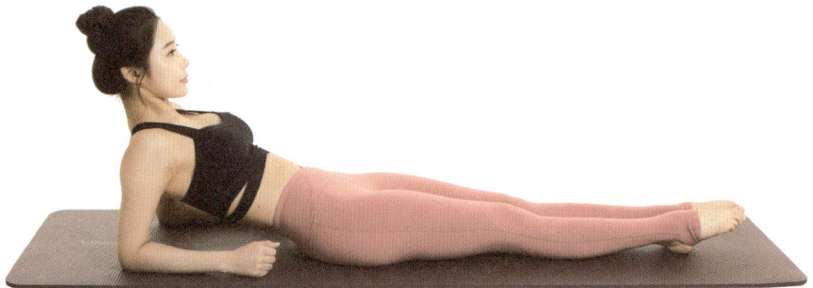

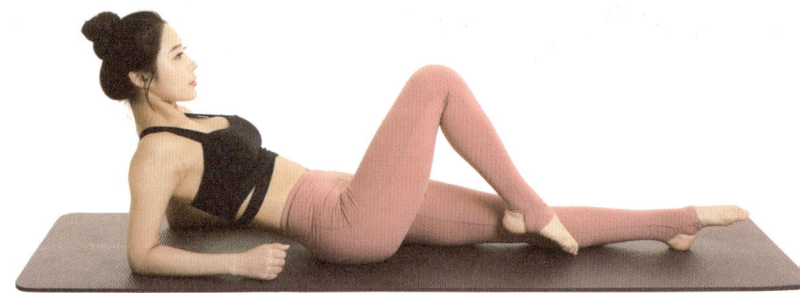

2 오른쪽 발끝으로 바닥을 쓸어 당기면서 무릎을 접은 다음 위로 쭉 편다.

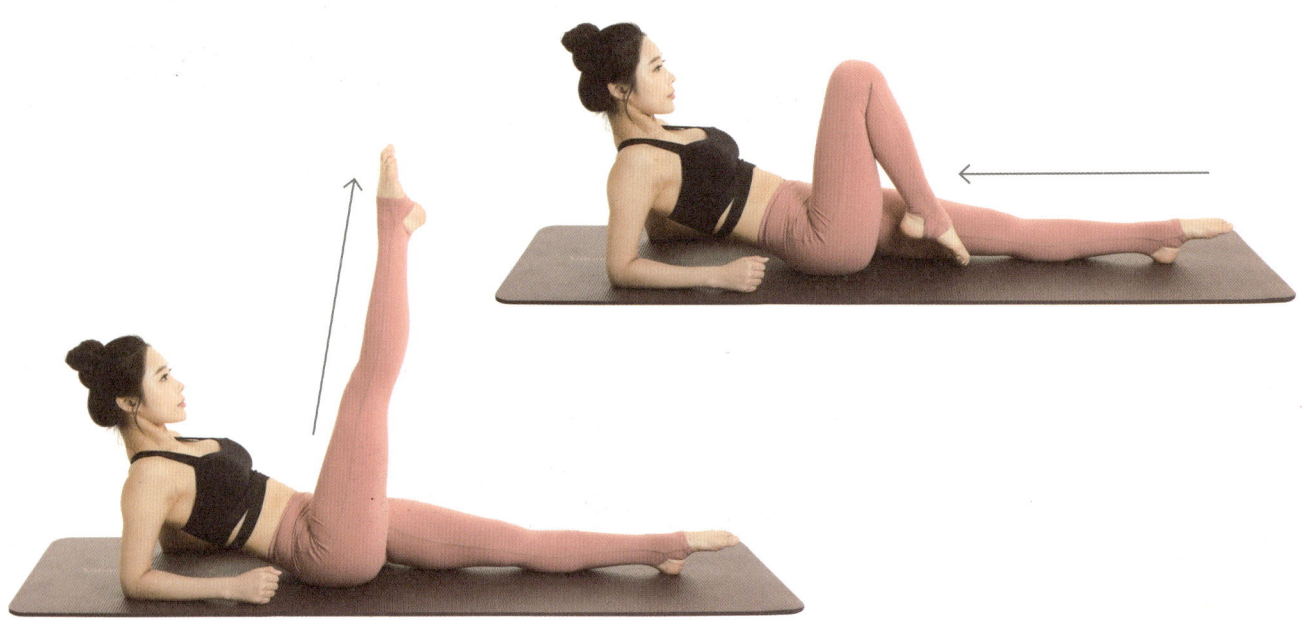

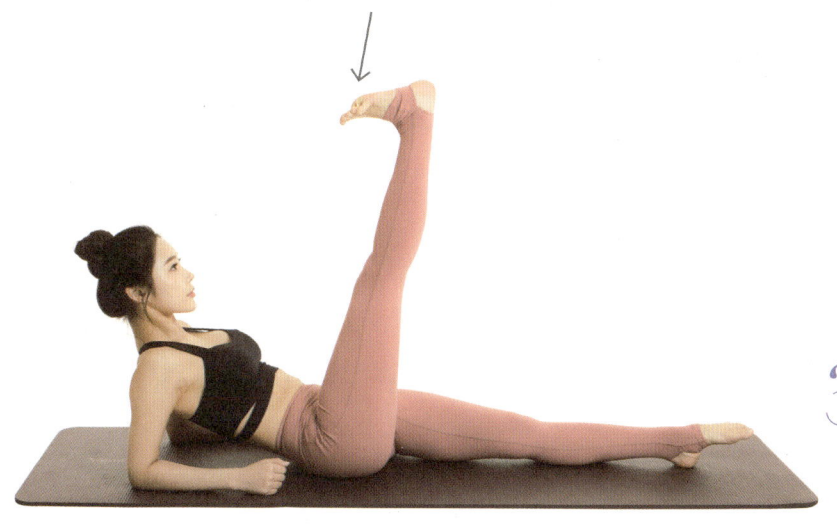

3 그 상태로 발끝을 몸쪽으로 당겨서 뒤꿈치와 종아리 근육을 늘린다.

TIP
다리를 바닥으로 내릴 때 발끝을 최대한 몸쪽으로 당기는 것이 중요하다. 종아리와 허벅지를 충분히 늘린 상태에서 뒤꿈치로 긁어내리듯이 동작을 해야 운동 효과를 볼 수 있다.

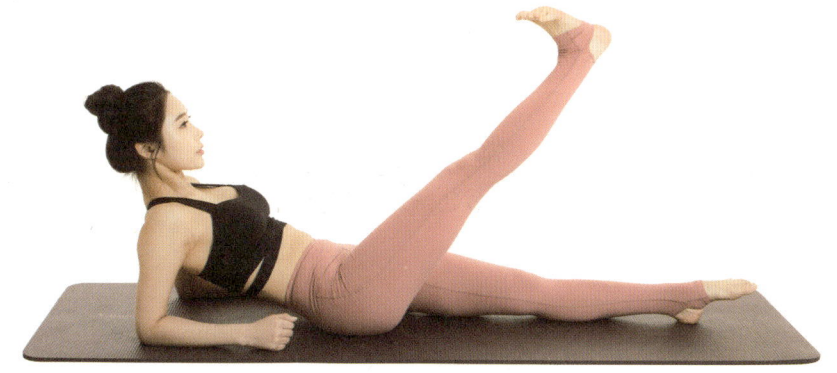

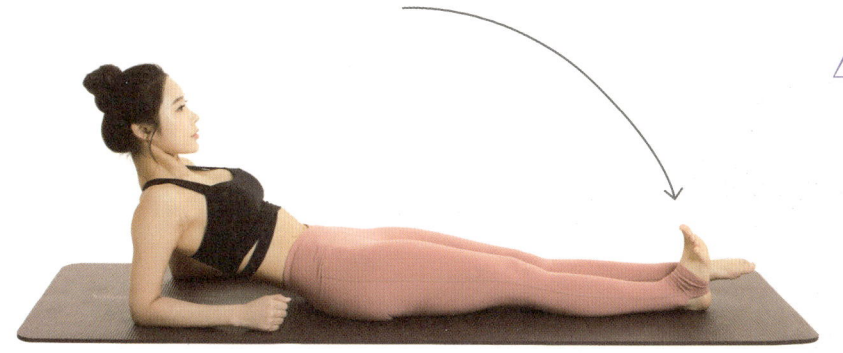

4 호흡을 내쉬면서 다리 뒤 근육을 이완시키고 천천히 바닥으로 내려준다. 반대쪽도 같은 방법으로 하여 좌우 번갈아 15회씩 실시한다.

19 Evening Stretching
가슴 열어 상체 비틀기

- ⏰ **횟수** 5초간 자세 유지 X 2 → 10초간 자세 유지 X 1, 좌우 3회
- 🎵 **효과** 구부정하거나 바르지 않은 자세는 목, 어깨, 등 근육을 쉽게 피로하게 만든다.
  이 동작은 상체의 순환을 도와주어 뭉친 근육을 풀어주고 통증을 없애준다.
  척추 건강은 물론, 앞으로 말린 어깨나 거북목, 오십견 예방에도 아주 좋은 동작이니 잘 따라 해보자.

🔍 **자극 부위**

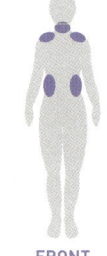

FRONT

1 왼쪽 다리는 안쪽으로 접고 오른쪽 다리를 옆으로 펴고 앉아 발끝을 몸쪽으로 당겨 준다. 이때 양팔은 옆으로 쭉 편다.

2 호흡을 내쉬면서 오른쪽 다리를 향해 상체를 기울인다. 이때 오른손은 발목 안쪽을 잡고 왼손은 머리 위로 반원을 그리면서 왼쪽 옆구리를 늘려준다. 자세를 5초간 유지한다.

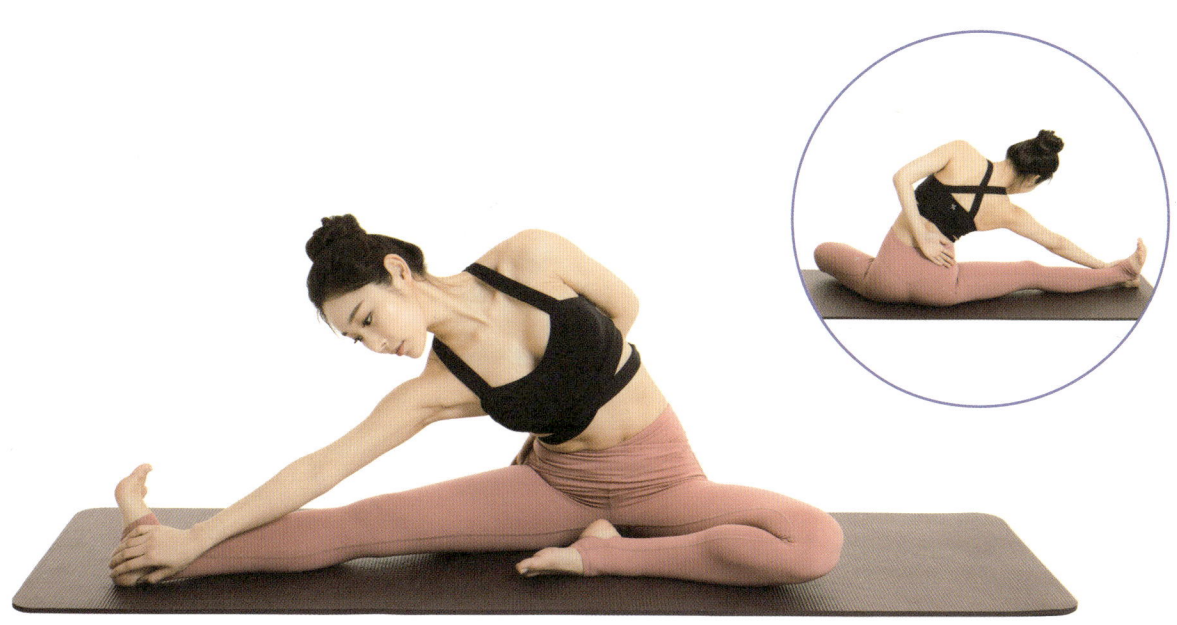

3 그다음 오른팔을 쭉 편 상태로 아래쪽을 바라보면서 왼손을 허리 뒤로 옮겨 목과 어깨를 스트레칭한다. 자세를 5초간 유지한다.

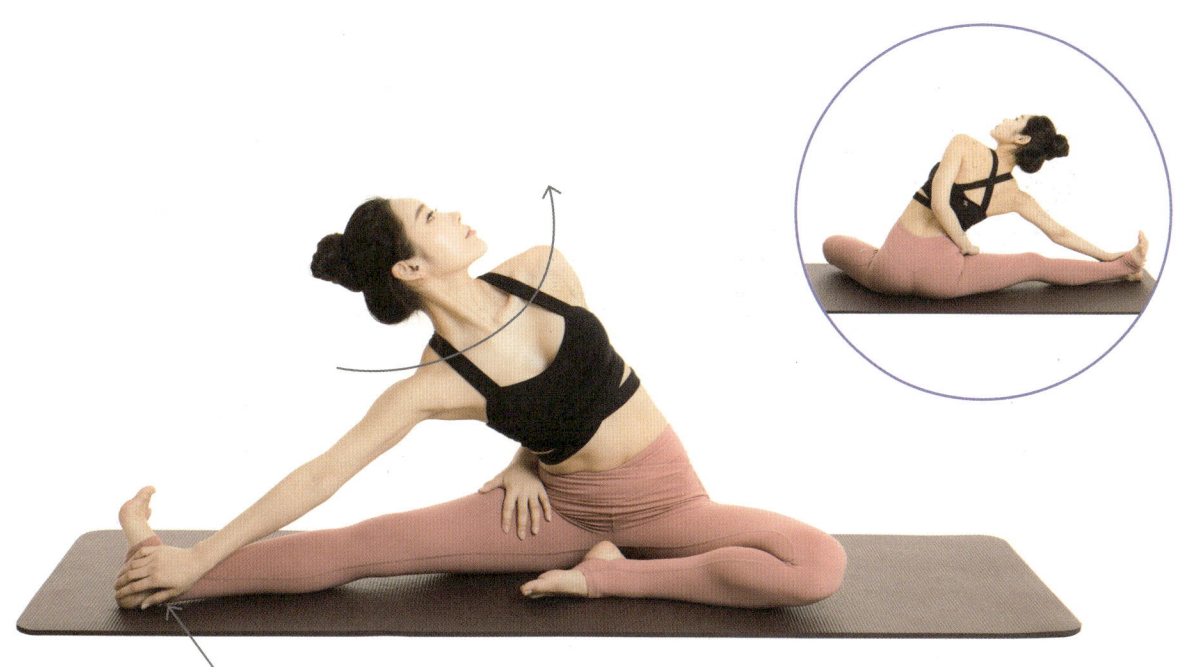

4 그 상태에서 왼손으로 오른쪽 허벅지를 잡고 왼쪽 어깨를 뒤로 열어주면서 시선은 어깨를 따라 위를 바라본다. 이때 오른손은 발목을 바깥쪽으로 밀어주고 몸 전체를 비틀어서 10초간 자세를 유지한다. 반대쪽도 같은 방법으로 하여 좌우 번갈아 3회씩 실시한다.

TIP
왼손으로 오른쪽 허벅지를 잡을 때 어깨의 회전근개가 약해서 잘 돌아가지 않는다면 억지로 동작하지 말자. 이때는 3번 동작과 같이 팔꿈치를 접어 허리 뒤에 두고 동작한 다음 천천히 범위를 늘려주는 것이 좋다.

20 Evening Stretching

활 자세

- **횟수** 10초간 자세 유지, 5회
- **효과** 뭉친 등과 어깨를 풀어주는 동작이다. 복부로 몸 전체를 지탱함으로써 장을 마사지하여 대장 운동을 활발하게 해주고 변비와 소화장애에 아주 좋다. 또한 등, 허리, 엉덩이 근육 등 몸 뒤쪽 근육을 자극하여 군살을 제거하고 탄력 있게 만들어준다.

자극 부위

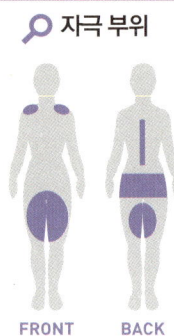

FRONT　BACK

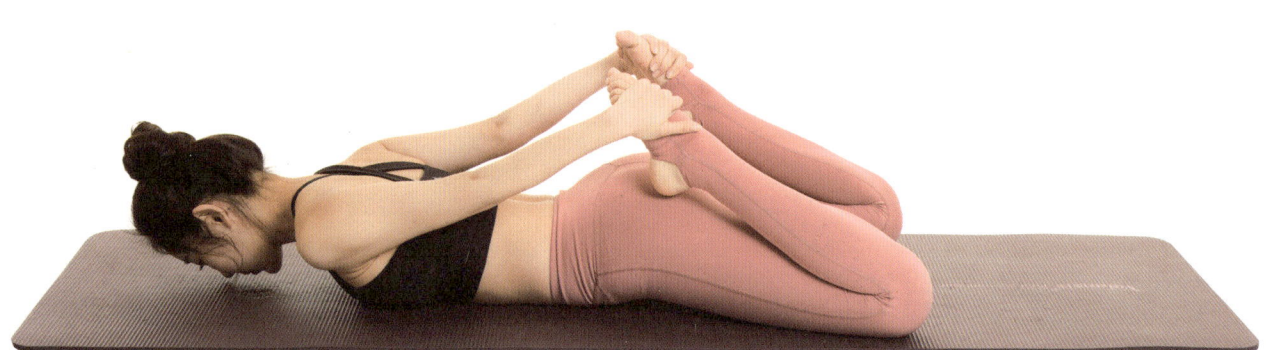

1 매트 위에 엎드려서 다리를 골반너비로 벌린 다음 무릎을 접고 양손으로 발등을 잡는다.

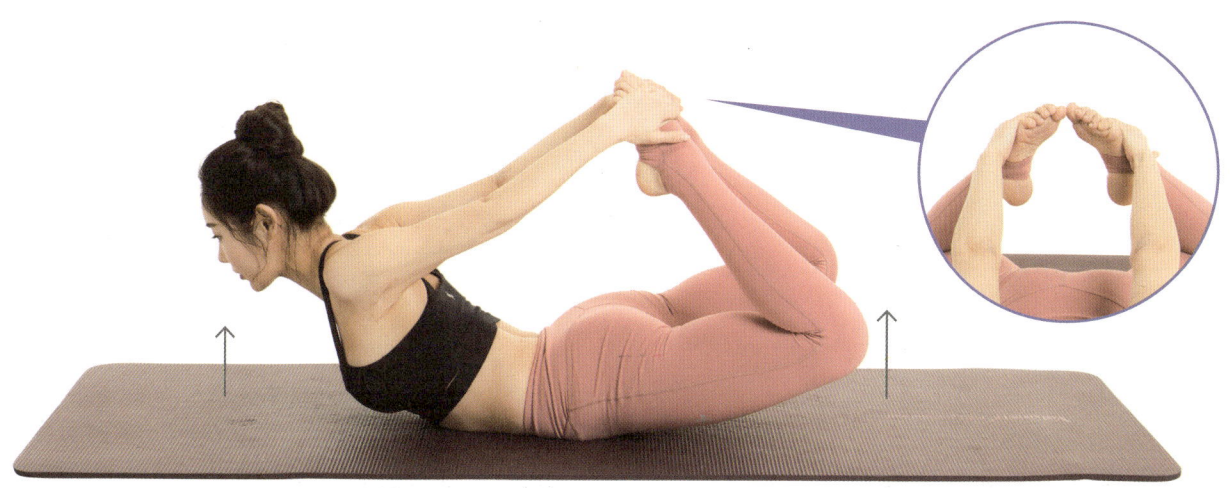

2 호흡을 마시면서 다리와 상체를 위로 일으키는데 무릎을 펴는 힘으로 상체를 들어주고 팔을 당기는 힘으로 다리를 들어준다. 이때 허벅지 안쪽과 엉덩이에 힘을 주어 괄약근을 조이고 다리는 골반너비를 유지하자. 양쪽 엄지발가락은 붙이고 시선은 자연스럽게 앞을 바라보면서 10초간 자세를 유지한다.

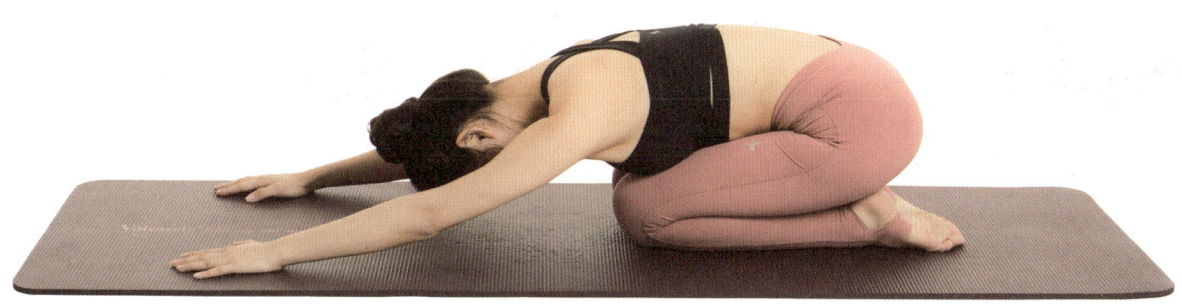

3 마지막은 아기 자세로 마무리하여 수축된 척주기립근을 다시 이완시키고 동작을 5회 반복한다.

💡 Caution

상체를 들 때 어깨와 무릎의 높이가 동일하게 하고 몸이 흔들리지 않도록 엉덩이와 허리에 힘을 주어 자세를 유지한다. 손이 발등에 닿지 않거나 복부에 살이 많은 사람은 너무 무리하지 말고 상체와 다리를 살짝만 들었다가 내려주자. 척추골절, 척추전만증이 있는 사람은 무리가 올 수 있으니 이 동작을 하지 않는 것이 좋다.

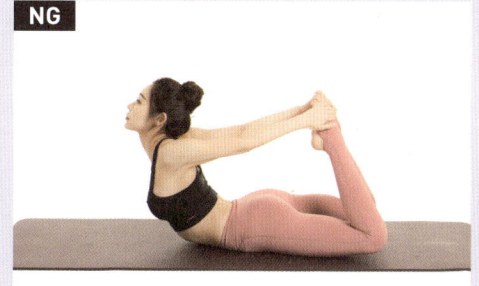

NG

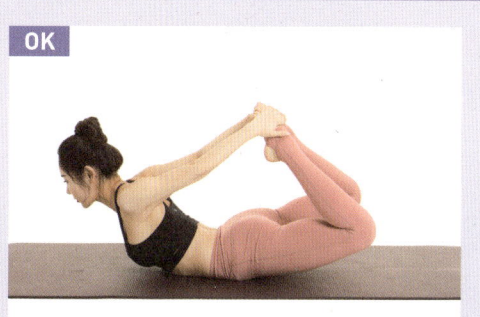

OK

● 저녁 스트레칭 프로그램 10분 / 20분

저녁 10분 프로그램

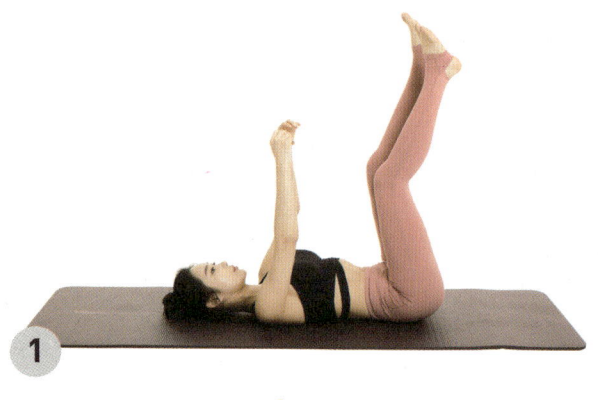
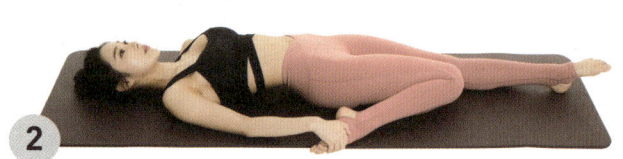
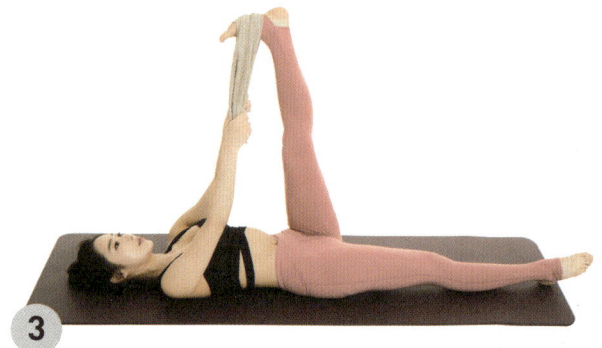
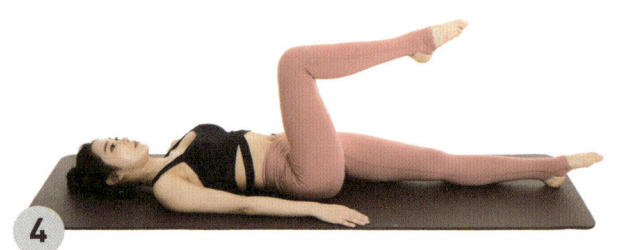
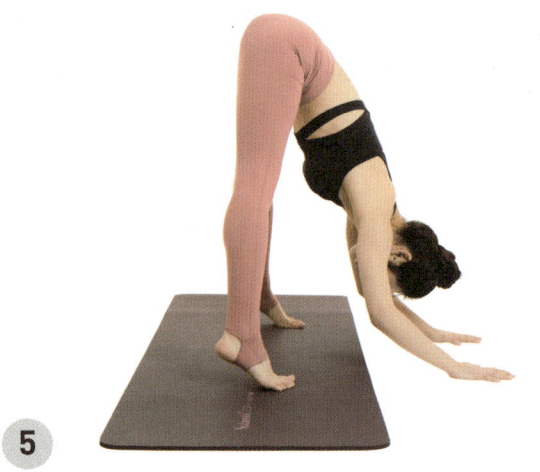
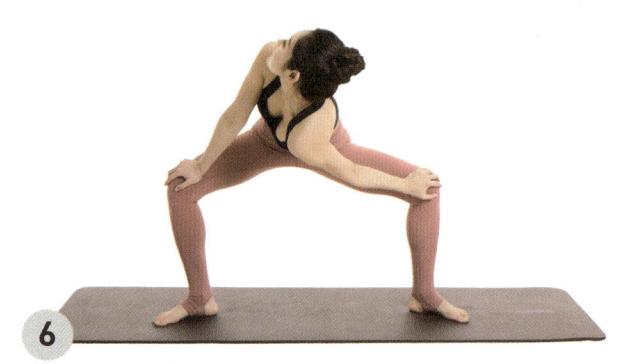

① 팔 다리 털기 ⏰ 1분

② 허벅지 앞쪽 스트레칭 ⏰ 10초, 좌우 5회

③ 종아리 스트레칭 ⏰ 10초, 좌우 5회

④ 고관절 돌려 풀기 ⏰ 좌우 바깥쪽 10회 → 안쪽 10회

⑤ 발목 & 종아리 스트레칭 ⏰ 10초×2, 10회

⑥ 어깨 스트레칭 ⏰ 10초, 좌우 5회

저녁 20분 프로그램

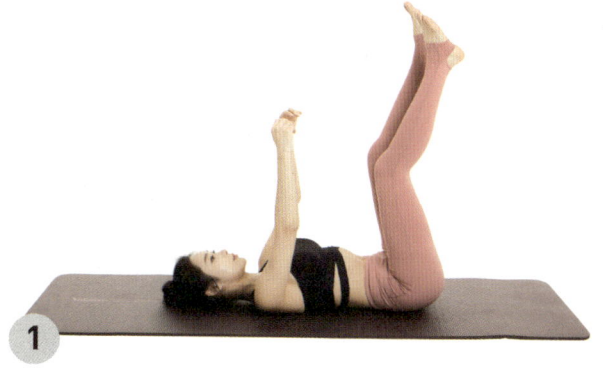

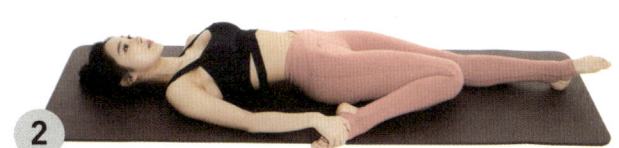

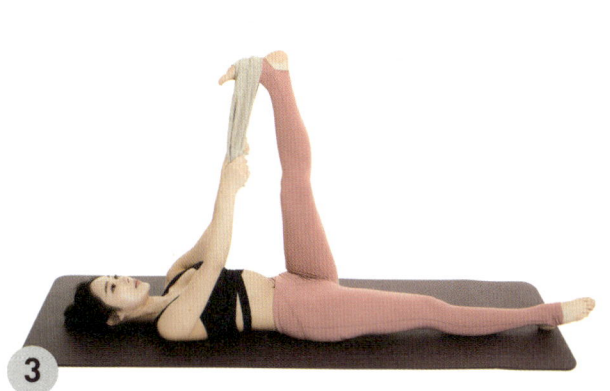

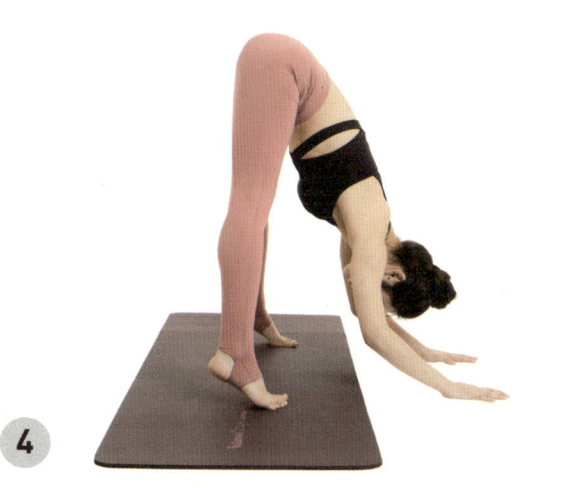

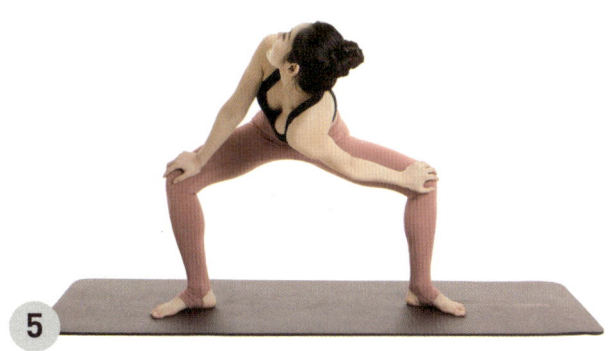

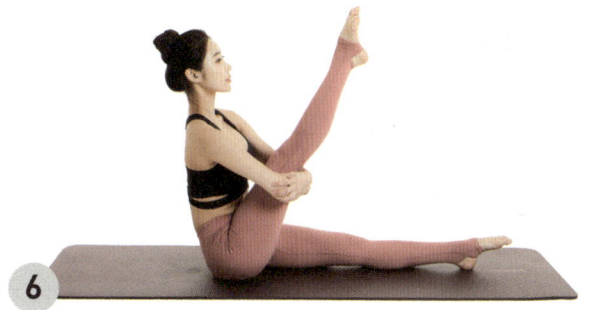

1 팔 다리 털기 ⏰ 1분

2 허벅지 앞쪽 스트레칭 ⏰ 10초, 좌우 5회

3 종아리 스트레칭 ⏰ 10초, 좌우 5회

4 발목 & 종아리 스트레칭 ⏰ 10초×2, 10회

5 어깨 스트레칭 ⏰ 10초, 좌우 5회

6 다리 뒤쪽 스트레칭 ⏰ 5초, 좌우 10회

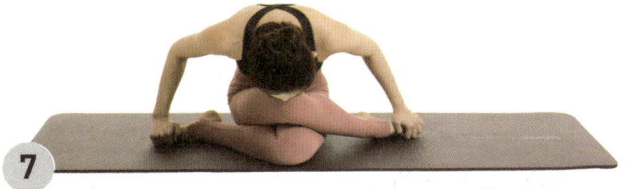
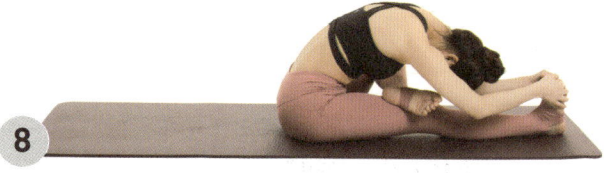
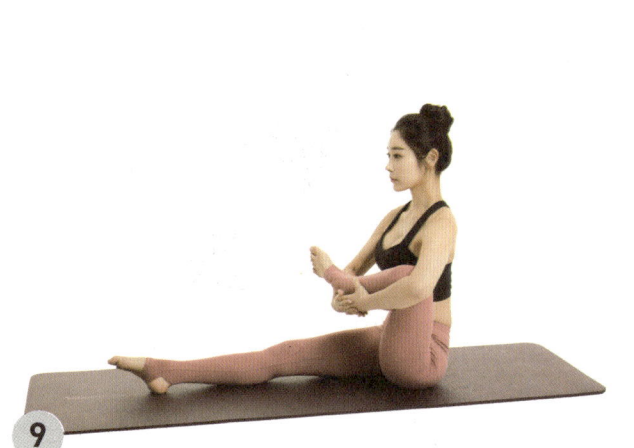
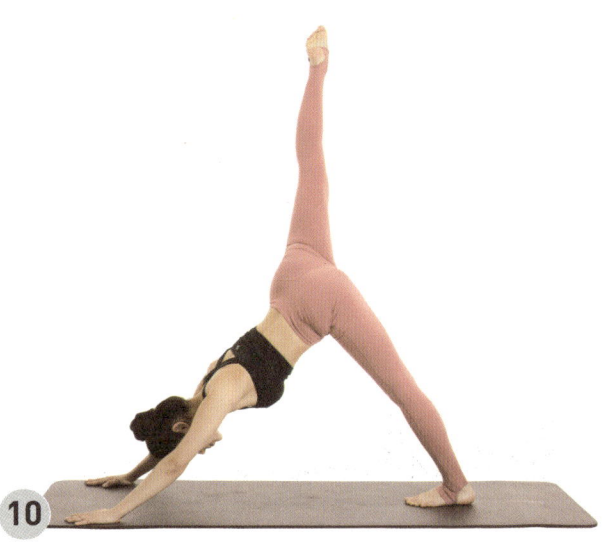
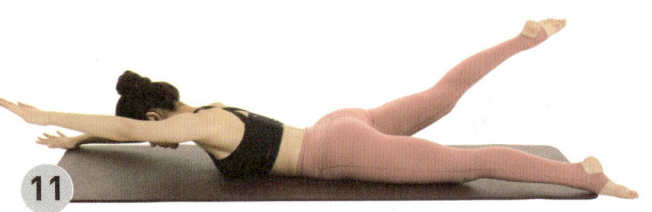

- 7 소머리 자세　⏰ 10초, 좌우 3회
- 8 4자 다리 스트레칭　⏰ 10초, 좌우 5회
- 9 골반순환 스트레칭　⏰ 10초, 좌우 5회
- 10 원 레그 다운독　⏰ 10초×2, 좌우 3회
- 11 스위밍　⏰ 30회

아침 스트레칭 프로그램

5분

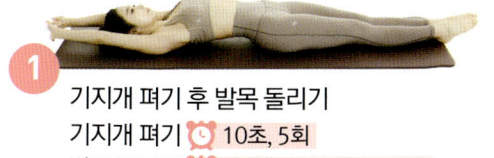
① 기지개 펴기 후 발목 돌리기
기지개 펴기 ⏰ 10초, 5회
발목 돌리기 ⏰ 바깥쪽 5회 → 안쪽 5회

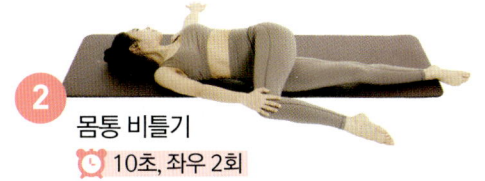
② 몸통 비틀기
⏰ 10초, 좌우 2회

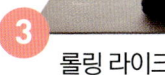
③ 롤링 라이크

10분

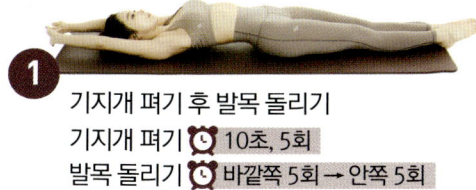
① 기지개 펴기 후 발목 돌리기
기지개 펴기 ⏰ 10초, 5회
발목 돌리기 ⏰ 바깥쪽 5회 → 안쪽 5회

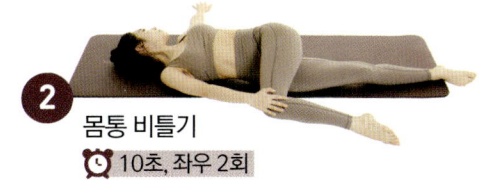
② 몸통 비틀기
⏰ 10초, 좌우 2회

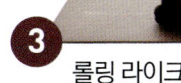
③ 롤링 라이크

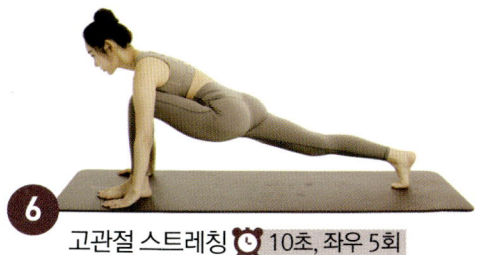
⑥ 고관절 스트레칭 ⏰ 10초, 좌우 5회

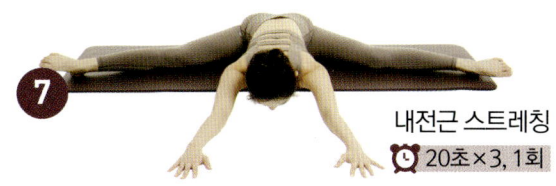
⑦ 내전근 스트레칭
⏰ 20초×3, 1회

⑧

점심 스트레칭 프로그램

5분

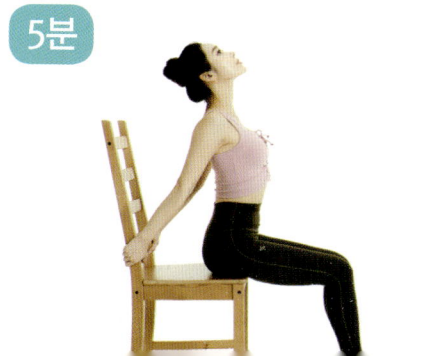
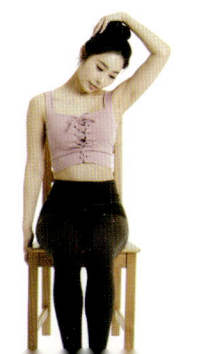
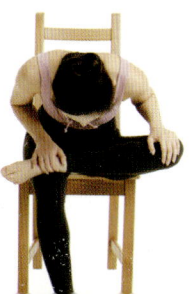

① 체스트 업 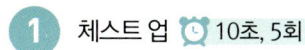 10초, 5회

② 승모근 스트레칭 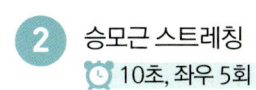 10초, 좌우 5회

③ 골반 스트레칭 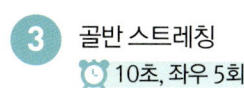 10초, 좌우 5회

저녁 스트레칭 프로그램

10분

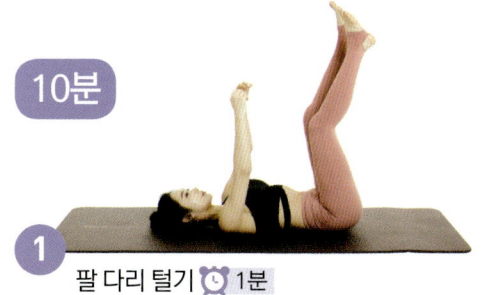
① 팔 다리 털기 🕐 1분

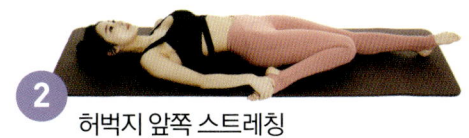
② 허벅지 앞쪽 스트레칭
🕐 10초, 좌우 5회

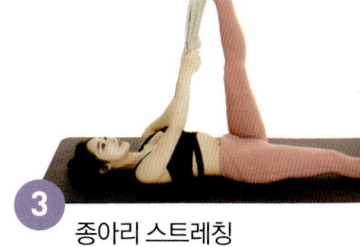
③ 종아리 스트레칭
🕐 10초, 좌우 5회

20분

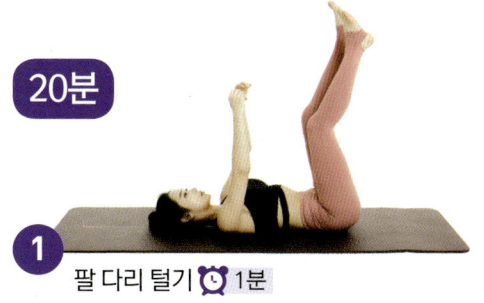
① 팔 다리 털기 🕐 1분

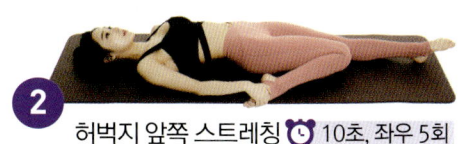
② 허벅지 앞쪽 스트레칭 🕐 10초, 좌우 5회

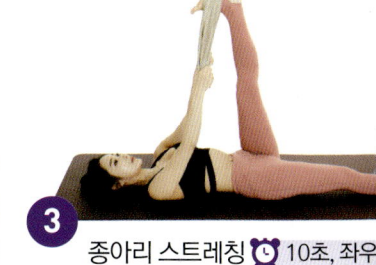
③ 종아리 스트레칭 🕐 10초, 좌우

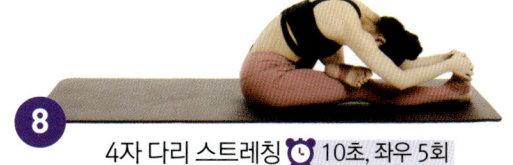
⑦ 소머리 자세 🕐 10초, 좌우 3회

⑧ 4자 다리 스트레칭 🕐 10초, 좌우 5회

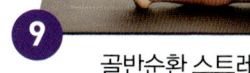
⑨ 골반순환 스트레

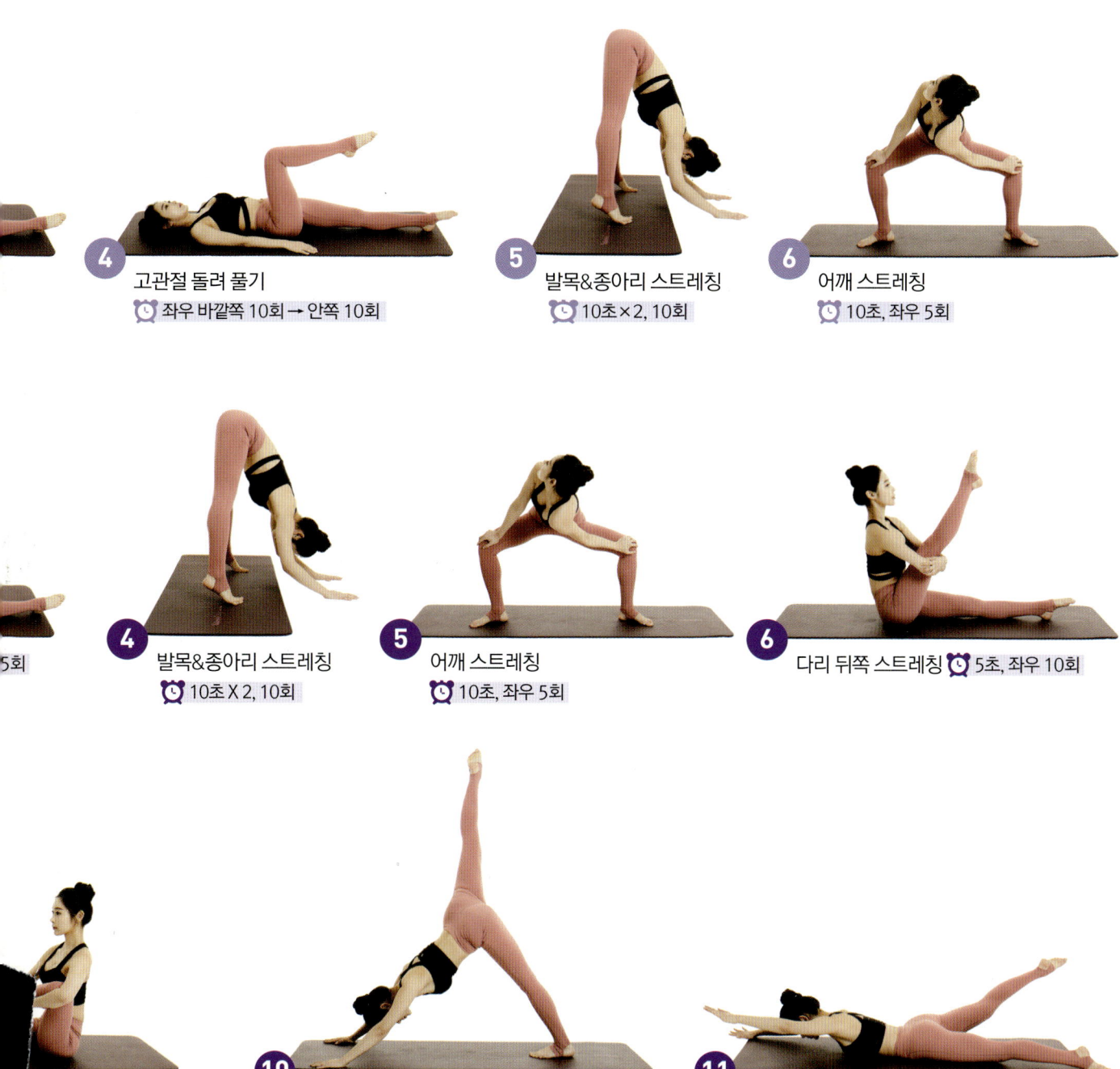

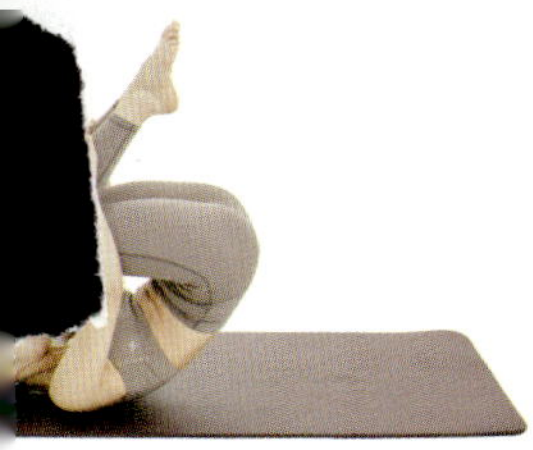

어 볼 🕐 10회 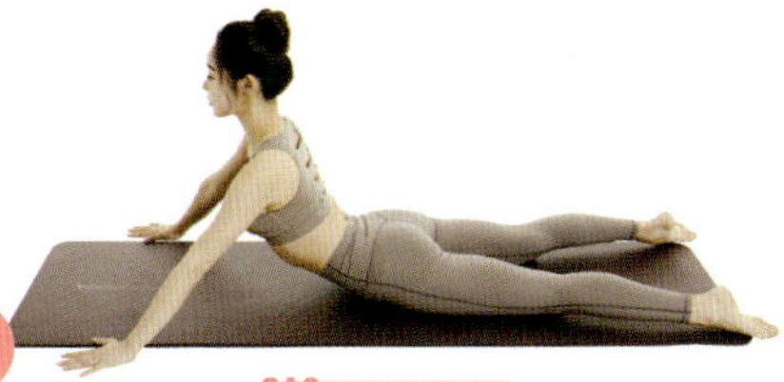　　4 코브라 자세 🕐 10초, 5회 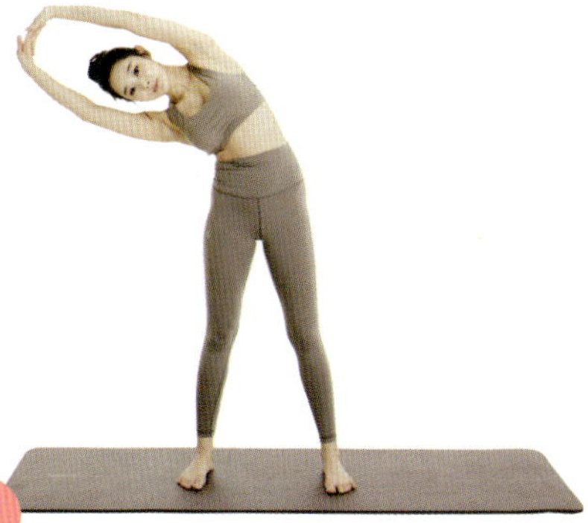　　5 옆구리 스트레칭 🕐 5초, 좌우 5회

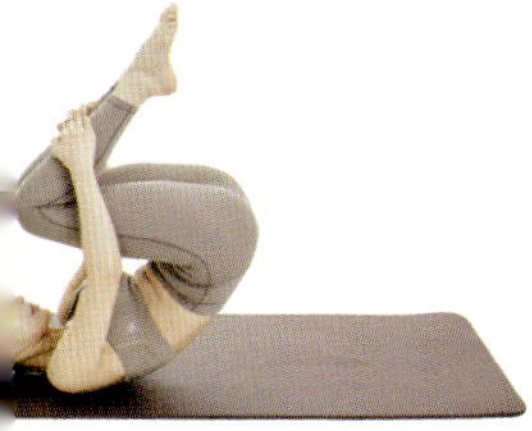

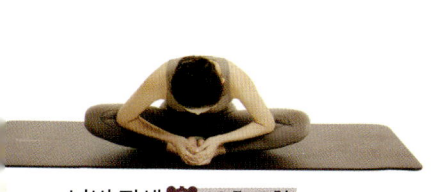

어 볼 🕐 10회 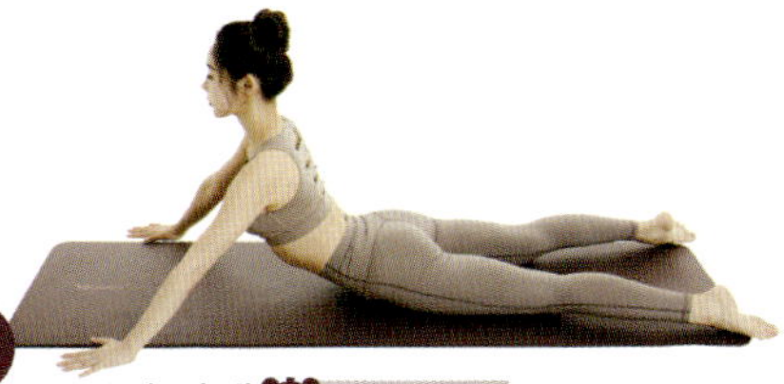　　4 코브라 자세 🕐 10초, 5회 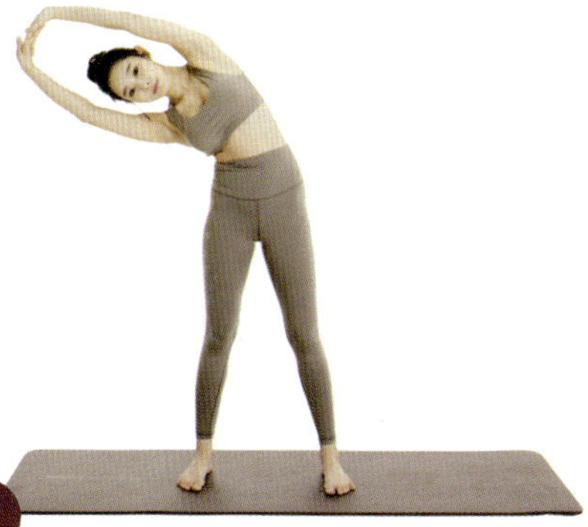　　5 옆구리 스트레칭 🕐 5초, 좌우 5회

나비 자세 🕐 10초, 5회 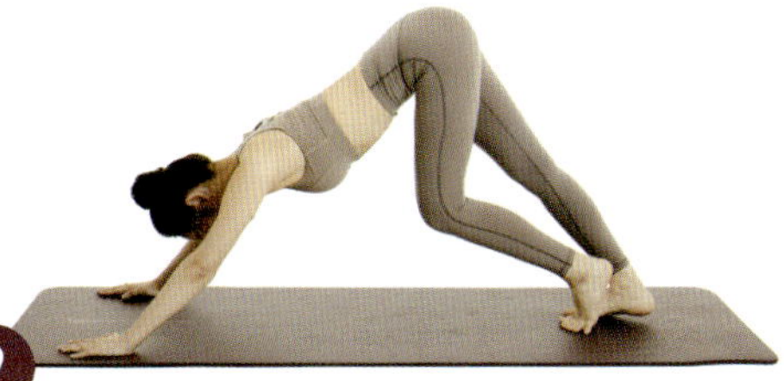　　9 다운독 🕐 10초, 좌우 5회

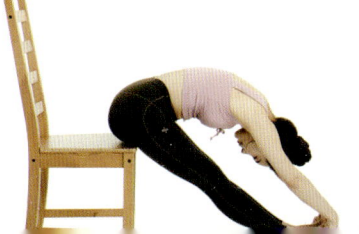